月嫂家政服务

YUESAO
JIAZHENG FUWU —点通
YIDIANTONG

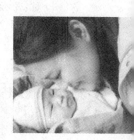

就业前技能培训丛书

◆ 策 划 朱辅华

U0391203

主　　编：罗碧如

副主编：罗万英

编　　者：王国玉　刘川蓉　向　洁　任建华
　　　　　陈万琳　肖林春　罗万英　罗碧如
　　　　　辜　莉　姚建蓉

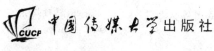
中国传媒大学出版社

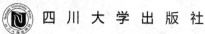
四川大学出版社

责任编辑：朱辅华
特约编辑：许　奕
责任校对：李晓静
封面设计：李金兰
责任印制：王　炜

图书在版编目(CIP)数据

月嫂家政服务一点通 / 罗碧如主编. —成都：四
川大学出版社，2010.8
（就业前技能培训丛书）
ISBN 978-7-5614-4973-8

Ⅰ.①月…　Ⅱ.①罗…　Ⅲ.①产褥期-妇幼保健-基
本知识②新生儿-妇幼保健-基本知识　Ⅳ.①
R714.6②R174

中国版本图书馆 CIP 数据核字（2010）第 166690 号

书名　　月嫂家政服务一点通

主　编　罗碧如
出　版　中国传媒大学出版社·四川大学出版社
地　址　成都市一环路南一段 24 号（610065）
发　行　中国传媒大学出版社·四川大学出版社
书　号　ISBN 978-7-5614-4973-8
印　刷　郫县犀浦印刷厂
成品尺寸　148 mm×210 mm
印　张　5
字　数　111 千字
版　次　2013 年 8 月第 1 版
印　次　2016 年 10 月第 2 次印刷
定　价　12.00 元

◆读者邮购本书，请与本社发行科联系。
　电话:(028)85408408/ (028)85401670/
　(028)85408023　邮政编码:610065
◆本社图书如有印装质量问题，请
　寄回出版社调换。
◆网址:http://www.scupress.net

前　言

　　"月嫂"是最近几年才出现的护理产妇与新生儿的一种
新兴职业，现在已被社会普遍接受并成为一个行业，而且很
多月嫂公司的月嫂还经常出现供不应求的现象。目前，月嫂
的工作时间已经不仅仅限于"坐月子"的第一个月，越来越
多的孕妇已经在妊娠期就开始雇请月嫂；月嫂的工作内容也
已经不仅限于照顾产妇和新生儿的生活起居，专业的月嫂还
能为雇主解答母婴护理的问题，帮助新父母更快地进入角
色，促进产妇身体恢复和宝宝健康成长。

　　雇主对月嫂的要求越来越高，月嫂培训机构也面临着越
来越大的挑战。在此形势下，本书作者总结多年孕产妇、新
生儿护理及月嫂培训经验，力求为有意从事月嫂工作的人员
提供全面而实用的护理孕妇、产妇及新生儿的知识和技能。
全书包括月嫂礼仪和职业道德、女性生殖系统基础知识、妊
娠基础知识、孕妇的护理、待产及分娩期妇女的护理、产褥
期妇女的护理、异常妊娠及分娩妇女的护理、新生儿的护理
共 8 篇，内容全面、重点突出。本书既适用于月嫂培训机构
的新月嫂岗前培训，也适用于个人自学。

1

由于时间仓促、作者水平有限，书中难免有不足之处，恳请广大读者批评指正。

编　者

2010 年 5 月 18 日

目 录

妊娠基础知识

孕妇的护理

就
业
前
技
能
培
训
丛
书

月
嫂
家
政
服
务
一
点
通

待产妇的护理

产妇的护理

异常妊娠及分娩妇女的护理

7

录

新生儿的护理

目

录

JIUYE QIAN JINENG PEIXUN CONGSHU
就业前技能培训丛书

月嫂家政服务一点通

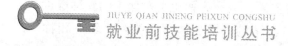

月嫂礼仪
和职业道德

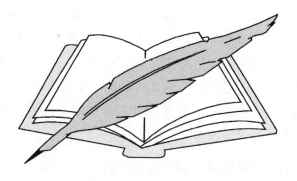

● 月嫂着装应注意哪些问题？

（1）衣着整洁，干净利落。一方面显得自己精明能干，容易赢得雇主的好感；另一方面也是对雇主的一种尊重。

（2）着装与自己的年龄、体型、肤色、职业相称。例如，穿着套装，应款式简洁、线条流畅，既大方悦目，又便于从事母婴护理服务工作。

（3）服装颜色要朴素淡雅。颜色搭配恰当，显得文静、稳重。

（4）衣着不能太紧、太透。在家中的公共区域，如客厅、餐厅，不可穿睡衣或过于性感暴露的衣服，尤其在家中只有男主人或儿童单独在家时更应避免。

● 月嫂如何做到文明用语？

（1）月嫂在与他人交往过程中，要做到有分寸、有礼节。有分寸就是与他人保持一定的距离；有礼节就是在与他人第一次见面时要说"您好"，告别时说"再见"，得到他人帮助时说"谢谢"，对他人表达歉意时说"对不起"，他人说"对不起"时可回答"没关系"、"不要紧"、"不碍事"等。

（2）月嫂在与他人说话时要避免提及他人隐私，避免浅薄、粗俗用语。避免提及他人隐私就是不能在与他人的谈话中提及第三者不能公开的某些情况，如生理缺陷、秘密等。避免浅薄、粗俗用语就是与他人谈话时不能满口粗话、丑话、脏话，言语粗野是最无礼貌的表现。

● 月嫂有哪些行为规范？

（1）站姿：两脚脚跟着地，两脚尖分开约45度，腰背挺直，自然挺胸，颈脖伸直，目光平视，使人看清你的面孔。两臂自然下垂，不耸肩，身体重心在两脚中间。

（2）坐姿：应尽量坐端正，把双腿平行放好。不要把腿向前伸或向后伸，不要俯视前方，因为这些都是傲慢的表现。

（3）正确的蹲姿：下蹲捡东西时，应自然、得体、大方，不遮遮掩掩。下蹲时，两腿合力支撑身体，以免滑倒。头、胸、膝关节保持在一个角度上，使蹲姿大方、优美。女士无论采用哪种蹲姿，都要将两腿靠紧，臀部向下。

（4）握手：用普通站姿，看着对方的眼睛。伸手时，同性间应年纪较轻者先伸手，异性间应女方先伸手。握手时要挺直腰板，热情大方。

（5）走路：要放轻脚步，在房间里走动不能一边走一边大声说话，更不能唱歌或吹口哨等。

（6）进出他人房间：进入他人房间时，要先轻轻敲门，得到允许后才可进入。进入后，回首关门，不能用力太大、粗暴。进入房间后，如果对方正在谈话，要在旁边安静地等候一会，不要中途插话；如有急事要打断说话，也要看准机会，而且要说："对不起，打断你们的谈话"。走出房间后也要记得轻轻把门带上。

（7）递交物件：如果递交信件等，要把正面、文字对着对方递上去；如果递的是钢笔，要把笔尖向着自己，使对方容易接着；至于递刀子或剪刀等利器，应把刀尖向着自己。

（8）称呼：在非正式场合对关系比较亲近的人，可按辈分选择称呼，如大爷、大妈、大哥、大姐、弟弟、妹妹。比较正式的场合一般使用姓加职业（职务）的称谓，如称呼×书记、×主任、×老师、×经理等。自我介绍时，首先问候

4

对方，再介绍自己的姓名、住址等。除非对方详细询问，否则简单介绍即可。

（9）待客：有客人来，应热情接待。如果事先知道有客人来访，应先搞好室内卫生，整理好孩子及产妇的仪表；如果客人突然来访，在接待的同时将杂乱的物品整理一下，但不要忙于打扫房间。客人告辞时要站起身来相送。

（10）交谈：同他人交谈时态度要真诚、注意分寸，不能自吹自擂、信口开河。学会发现他人的优点并真诚地加以赞扬；说话不要触及他人的隐私、生理缺陷，他人不愿意讲的不要问；说话要看场合、要注意时间，不要没完没了地说，占用他人太多时间；说话时手势不能太多，幅度不能太大，更不要用手指着对方说话。

（11）接打电话：电话铃一响就应及时接起。但是，若雇主在场，要征得其同意后方可接起，向来电话者问候"您好！"并介绍"我是某某"，然后及时将话筒递给雇主，并离开房间、不可窃听雇主的谈话。如果雇主不在家，你可说"对不起，××暂时不在，您需要给他留言吗?"或"请问，您可以留下您的电话号码吗?"在接听电话时，要避免说"你有什么事就说嘛"、"声音大点，你说什么? 我听不见"、"不在，明天再打"等。打电话时，则要事先把要说的事情想好，向对方简洁明了地说明事情，不要占用过多时间。

● 月嫂的职业道德规范有哪些？

职业道德规范即人们从事某一职业时必须共同遵守的道德规范和要求。作为母婴专业护理员，其职业道德的最高标准就是为雇主提供优质的专业服务。

（1）任劳任怨，不怕吃苦受累。做事不挑肥拣瘦，不要

就业前技能培训丛书　月嫂家政服务一点通

过分强调条件。

（2）做事有条理，谨慎心细。做事要井井有条，不要丢三落四，总要别人提醒。保持室内清洁、整齐；餐饮用具清洗干净，特别是婴儿用具的清洗和消毒要认真；动作轻快，不可弄得锅碗瓢盆响成一片；注意用火、用电、用水安全，正在烧煮食物或给新生儿洗澡时不能随便离开或去干别的事情。

（3）讲求信用，遵守服务时间。科学合理地安排时间，尽心尽力地干好各项工作，如果家里有特殊情况要耽搁，要提前向雇主请假；若不能继续为雇主服务，应向雇主说明，请求理解。

（4）忠实可靠，爱惜雇主的财物。未经雇主同意不能将雇主家的东西拿回自己家，也不能随便借给他人；不要把外人领到雇主家来，更不能拿雇主的东西招待自己的客人；未经允许不可任意翻动雇主家的任何物品。使用家中电器设施或相关设备有不明白之处时，先询问清楚操作流程再使用；若不慎毁坏也应诚实告知，争取雇主谅解，隐瞒遮掩反而容易引起误会。

（5）与雇主坦诚相待。与雇主全家人处好关系，特别是对老人和孩子要有耐心和爱心。如果遇雇主产生误会或雇主正在气头上，要心平气和地解释或先忍让一下，尽量避免争执和不愉快。

（6）尊重雇主的生活习惯。尽量配合雇主家中成员的生活习惯，不要一味主观地加入自己的习惯或强调以往的经验，须知你是来家中"协助"生活秩序步上正轨的人，而不是来"主导"雇主家生活秩序的人。在征得雇主同意前，切不可依照自己的意思安排雇主的作息时间、饮食口味等。不

懂的方面要多学多问，不能自以为是，听不进他人的劝告。

（7）严守本分，替雇主保密。雇主与其家人谈论家务事时，千万不可插嘴，最好离开现场回避，让雇主有私密的空间及足够的时间来讨论家务事；即使在旁边听到其中的内容，也不可将听到的事情转述给其他人知道。更不能打探雇主家人的隐私或翻弄他人物品。

（8）尊重雇主的宗教信仰。对宗教上所涉及的禁忌，如物品、食物、生活习惯等，应全力配合并予以尊重，不可有批评或不屑的态度。

（9）自尊自爱，重视个人修养。在雇主家里你和雇主是平等的，有资格要求得到雇主的尊重。

（10）与中介公司保持良好且有意义的互动。要清楚地知道哪些事情可通过中介公司的资源来得到帮助，如需要进行申诉或协调与雇主间存在的问题等。

（辜　丽）

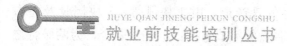

JIUYE QIAN JINENG PEIXUN CONGSHU

就业前技能培训丛书

月嫂家政服务一点通

女性生殖系统基础知识

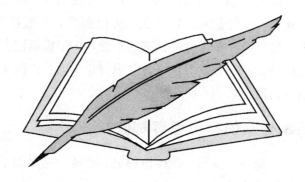

● 女性骨盆由哪些部分组成？

女性骨盆是支持躯干和保护盆腔器官的重要器官，又是胎儿娩出时必经的骨产道，由 1 块骶骨、1 块尾骨及左右 2 块髋骨组成。骨盆的关节包括：①耻骨联合，为两耻骨之间的纤维软骨；②骶髂关节，骶骨与髂骨之间的连接处；③骶尾关节，连接骶骨与尾骨，有一定的活动度。

● 什么是假骨盆和真骨盆？

骨盆以髂耻线即耻骨联合上缘、髂耻缘、骶岬上缘的连线为界，分为假骨盆和真骨盆。假骨盆与正常分娩没有直接关系，但是临床上可以通过直接测量假骨盆的某些径线间接了解真骨盆的大小。真骨盆又称骨产道，是阴道分娩中胎儿必须经过的通道，各径线的大小决定了胎儿能否通过阴道分娩。

● 骨盆的平面有哪些？

一般将骨盆的平面分为 3 个与分娩有关的假想平面。①骨盆上口（骨盆入口）平面：近似圆形，一般横径略大；②中骨盆平面：是骨盆最狭窄的平面，多呈纵椭圆形，一般前后径较大；③骨盆下口（骨盆出口）平面：由两个不同平面的三角形组成。

● 骨盆的标记点有哪些？

（1）骶岬：由第一骶椎向前突出形成，它是测量真骨盆前后径的重要骨点。

（2）坐骨棘：为坐骨后缘中点突出的部分，临床上可以经肛诊或阴道检查触摸到，是分娩时胎先露下降程度的重要计量点。左右两个坐骨棘之间的距离为中骨盆平面的横径。

（3）耻骨弓：由耻骨两降支的前部相连构成，正常角度为 90 度～100 度。耻骨弓角度的大小影响骨盆的出口。

● 骨盆底有哪些作用？

骨盆底由多层肌肉和筋膜组成，封闭骨盆下口，具有维持盆腔器官正常的解剖位置、参与大小便的控制、维持阴道紧缩度的功能。骨盆底前为耻骨联合下缘，后为尾骨尖端，两侧为耻骨降支、坐骨升支及坐骨结节。骨盆底的结构和功能发生异常，可影响盆腔器官的位置与功能。其中的会阴由软组织构成，是指封闭骨盆下口的所有软组织（狭义的会阴仅指阴道口与肛门之间区域的软组织），厚 3 厘米～4 厘米，分娩时容易损伤会阴部组织，故在分娩时保护会阴十分重要。

● 妊娠对骨盆底有哪些影响？

随着妊娠月份的增加，孕妇子宫增大、体重增加，骨盆底组织受到机械性压迫，加之性激素水平的变化，胶原纤维代谢受到影响，盆底支持组织松弛，产后或随着年龄的增加可引起盆腔障碍性疾病，如盆腔器官膨出、小便失禁、大便失禁等。因此，产后及时进行盆底肌肉功能训练是预防盆腔障碍性疾病的重要措施。

● 女性外生殖器包括哪些部分？

女性外生殖器是生殖器官的外露部分，又称外阴。

（1）阴阜：位于外阴的上部，为耻骨联合前面隆起的脂肪垫。女性自青春期开始阴阜处皮肤长出阴毛，呈尖端向下的三角形分布。

（2）大阴唇：靠近两股内侧，是起自阴阜、止于会阴的一对隆起的皮肤皱襞。两侧大阴唇自然状态下合拢，可防止生殖道感染。大阴唇皮下组织疏松，组织中血管丰富，外伤时容易形成血肿。

（3）小阴唇：指位于大阴唇内侧的一对薄皱襞。小阴唇神经末梢丰富，较敏感。

（4）阴蒂：两侧小阴唇顶端的联合处形成阴蒂，此处神经末梢丰富，极敏感。女性阴蒂组织类似于男性阴茎的海绵体，有勃起性。

（5）阴道前庭：指两侧小阴唇之间的菱形区域。在前庭区内，前为尿道口，后为阴道口。阴道口覆盖一层有孔的薄膜，称为处女膜。两侧有前庭大腺，其开口位于前庭后方小阴唇与处女膜之间的沟内，性兴奋时可分泌黏液起润滑作用。若腺管口闭塞，可形成前庭大腺囊肿或者脓肿。

● 女性内生殖器由哪些器官组成？

女性内生殖器位于真骨盆内，包括阴道、子宫、输卵管和卵巢，后两者被称为子宫附件。

● 阴道的结构和功能有哪些特点？

阴道是性交器官，也是月经血排出和胎儿自然娩出的通道。阴道上宽下窄，前壁长 7 厘米～9 厘米，与膀胱和尿道相邻，后壁长 10 厘米～12 厘米，与直肠紧贴。生育年龄女性阴道表面有许多横纹皱襞，伸展性较大；阴道黏膜受性激素的影响呈周期性变化。幼女和绝经后女性阴道皱襞少，伸展性差，容易受创伤及感染。

● 子宫的结构和功能有哪些特点？

子宫位于盆腔中央，似倒置的梨形，上宽下窄，表面光滑，左右对称。子宫是女性产生月经的部位，也是男性精子进入女性体内受精后孕育胎儿的空腔性器官。子宫由子宫体和子宫颈两部分构成，子宫体与子宫颈的比例成年女性约为2：1、婴儿为1：2。成年人子宫重50克，长7厘米～8厘米，宽4厘米～5厘米，厚2厘米～3厘米，宫腔容量为5毫升。子宫体两顶端称为子宫角。子宫体与子宫颈之间相连接的部位最狭窄，称为子宫峡部，在非孕期长约1厘米。子宫内膜分为基底层和功能层，基底层紧贴肌层，具有再生能力，没有周期性变化；功能层受卵巢激素的影响，发生周期性变化，产生月经。未产妇的子宫颈外口为圆形，已产妇受分娩的影响外口呈横裂状。子宫有圆韧带、阔韧带、主韧带和宫骶韧带，各韧带在维持子宫于盆腔内的正常位置中起重要作用。

● 输卵管和卵巢的结构和功能有哪些特点？

输卵管是一对细长而弯曲的管道，全长8厘米～14厘米。输卵管是精子和卵子相遇的场所，也是受精卵被输送到子宫腔的通道。卵巢是一对扁椭圆形腺体，大小约为4厘米×3厘米×1厘米，重为5克～6克，卵巢具有产生卵子和分泌性激素的功能。

● 女性一生分为哪几个阶段？

女性从胎儿形成到衰老是一个逐渐进展的生理过程，女

性一生根据其特点可分为 7 个阶段，即胎儿期、新生儿期、儿童期、青春期、性成熟期、围绝经期和老年期。

● 胎儿期有哪些特点？

胎儿由卵子和精子结合后形成的受精卵发育而来，父系和母系的两条性染色体 XX 的合子发育为女性。在出生前女性胎儿的各器官都已具雏形，16 周以后的胎儿可以辨别出男女，出生后继续发育。

● 新生儿期有哪些特点？

生后 4 周内称为新生儿期。此期女婴由于受胎盘及母体卵巢产生的性激素影响，可有乳房略隆起或少许泌乳、少量阴道流血等生理现象，短期内可自然消退，不需处理。

● 儿童期有哪些特点？

一般从出生后 4 周到 12 岁为儿童期。在 8 岁以前主要表现为女童的身体发育，而生殖器官为幼稚型，抗感染的能力弱，容易患生殖道炎症。8 岁以后在卵巢激素的刺激下生殖器官开始逐渐发育。

● 青春期有哪些特点？

青春期指第一次月经来潮至生殖器官发育成熟的阶段，一般为 12 岁～18 岁。主要的生理特点有：①身体发育。表现为全身各部位迅速发育，尤其是身高增长明显。②第一性征即生殖器官的发育。在下丘脑及垂体促性腺激素的作用下，卵巢逐渐发育并分泌性激素，从而使女性的内、外生殖器官进一步发育，表现为阴阜隆起，大、小阴唇变厚变大，子宫增大。③第二性征出现。除生殖器以外其他的女性特征为第二性征。主要有音调变高、乳房隆起、出现腋毛及阴毛、胸部和肩部皮下脂肪增多，出现女性体态。④月经来潮。随着卵巢的发育，性激素水平逐渐上升，当达到一定高度而下降时，引起子宫出血即月经来潮。女性第一次月经叫初潮，是青春期开始的一个重要标志。由于青春期卵巢功能尚不健全，在开始的几年月经周期多无规律，经过 2 年～4 年建立周期性排卵后月经逐渐正常。

● 性成熟期有哪些特点？

性成熟期又称生育期，指从 18 岁开始持续约 30 年。此期是卵巢生殖和内分泌功能最旺盛的阶段，生殖器官和乳房在卵巢分泌的性激素作用下发生周期性变化。

● 什么是月经？

月经是指女性随着卵巢的周期性变化，子宫内膜出现有规律的脱落及出血的一种现象。月经第一次来潮，称为初潮，多在 12 岁～14 岁。女性初潮发生的早晚受遗传、营养、气候和环境等诸多因素的影响。

● 什么是月经周期？

两次月经第 1 天的间隔时间称为月经周期，一般为 21 天～35 天，平均 28 天。一次月经持续的时间称月经期，一般为 2 天～8 天，平均为 3 天～5 天。每位女性的月经周期有自己的规律性，但这种规律性有时也受到精神和神经因素的影响。月经周期的建立是女性进入青春期及生殖功能发育成熟的重要标志。

● 月经血有哪些特点？

月经血简称经血，通过阴道排出，呈暗红色，不凝固，其中除血液外，还有脱落的子宫内膜碎片、宫颈黏液以及脱落的阴道上皮细胞等。正常情况下，一次月经血量为 30 毫升～50 毫升。

● 月经期有哪些症状？

月经期简称经期，一般无特殊症状，但因盆腔充血，子宫血流量增多，可有腰骶部酸胀、下腹部胀满等不适。有的女性还会出现头痛、失眠、易激动、恶心等表现，但一般不影响女性日常生活和工作。

● 月经期有哪些注意事项？

月经虽属生理现象，但因月经期局部抵抗力下降，子宫口松弛且子宫内膜有创面，如果不注意卫生，可引起急、慢性疾病，甚至影响身体健康和生育能力。月经期主要应注意以下事项：

（1）避免剧烈运动及重体力劳动，否则可引起月经血量增多或月经期延长。

（2）注意保暖，避免冷水浴等，因过冷易引起卵巢功能紊乱而致月经失调。

（3）勤换内裤，洗淋浴，避免盆浴或坐浴，禁止性交和游泳。

● 围绝经期有哪些特点？

围绝经期曾称为更年期，指从开始出现绝经趋势至绝经后一段时间，一般为 45 岁～60 岁。此期由于卵巢功能逐渐衰退，出现月经不规律，最终月经永久性停止，称绝经。此期因性激素水平降低，女性可出现潮热、出汗、失眠、烦躁以及情绪不稳定等症状，称为围绝经期综合征。围绝经期又被分为绝经前期、绝经和绝经后期。

● 老年期有哪些特点?

一般 60 岁后女性机体逐渐老化，进入老年期，此期卵巢功能已经衰竭。由于骨代谢失常，容易引起骨质疏松，故老年女性容易发生骨折。

（罗碧如　罗万英）

女性生殖系统基础知识

15

JIUYE QIAN JINENG PEIXUN CONGSHU
就业前技能培训丛书

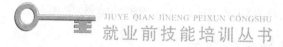

月嫂家政服务一点通

妊娠基础知识

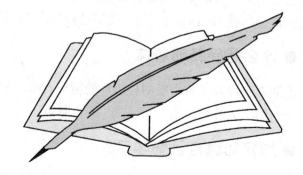

● 什么是妊娠？

妊娠是胚胎和胎儿在母体内发育成长的过程。从卵子受精开始，到胎儿及其附属物从母体排出终止，约需 40 周。

● 妊娠是如何分期的？

妊娠全过程可分为 3 个时期：①早期妊娠，妊娠 12 周末以前；②中期妊娠，第 13 周至第 27 周末；③晚期妊娠，第 28 周及以后。整个妊娠期间妇女身心变化复杂，但又极其协调。

● 什么是受精？

受精指成熟的卵子和精子结合形成受精卵的过程。卵子从卵巢排出后，经输卵管伞部的"拾卵"作用进入输卵管，停留在输卵管壶腹部与峡部连接处等待受精。精液射入阴道后，经子宫颈管进入宫腔，在子宫和输卵管获能。已获能的精子穿过卵子的透明带为受精的开始，卵原核与精原核融合为受精的结束，受精卵的形成标志着新生命的诞生。受精一般发生在排卵后 12 小时内，整个受精过程约需 24 小时。

● 什么是受精卵着床？

晚期囊胚侵入子宫内膜的过程称受精卵着床，在受精后第 6 天～第 7 天开始，第 11 天～第 12 天结束。

● 如何知道自己怀孕了？

（1）停经：生育年龄有性生活史的妇女，平时月经周期正常，一旦过期 10 天以上没有来月经称停经，应首先考虑为妊娠。但停经不一定就是妊娠，某些精神、环境因素等也可引起闭经。

（2）早孕反应：约半数的妇女在停经 6 周左右可出现恶心、头晕、乏力、嗜睡、食欲不振、喜食酸性食物或厌恶油腻、晨起呕吐等表现，称为早孕反应，一般于妊娠 12 周左右自行消失。

（3）尿频：由增大的子宫压迫膀胱所致。约在妊娠 12 周以后，当子宫进入腹腔不再压迫膀胱时，尿频症状会自然消失。

（4）乳房的变化：受雌激素及孕激素影响，乳房逐渐增大。孕妇自觉乳房轻度胀痛及乳头疼痛，乳头及其周围皮肤着色加深。

（5）基础体温测定：双相型体温的妇女，高温相持续 18 天不见下降，早期妊娠的可能性大。

（6）妊娠试验：检测孕妇尿液中是否含有人绒毛膜促性腺激素，可协助诊断早期妊娠。

（7）超声检查：B 超检查发现孕囊，见到有节律的胎心搏动（妊娠 6 周以后出现），可确定为早期妊娠、活胎。

● 什么是胎儿附属物？

胎儿附属物指胎儿以外的组织，包括胎盘、胎膜、脐带和羊水。

● 胎盘有哪些功能？

（1）气体交换：替代胎儿呼吸系统的功能。胎盘在母体和胎儿之间，氧气及二氧化碳通过胎盘进行交换。

（2）营养物质供应：替代胎儿消化系统的功能。各种营养物质通过胎盘供应胎儿生长发育的需要。胎盘中含有多种酶，可将脂肪等复杂物质分解为简单物质，也可将葡萄糖、氨基酸等简单物质合成后供给胎儿。

（3）排出胎儿代谢产物：替代胎儿泌尿系统的功能。胎儿的代谢产物，如尿酸、尿素、肌酸、肌酐等，经胎盘进入母亲血液，由母体排出体外。

（4）防御功能：胎盘能够阻止母亲血液中某些有害物质进入胎儿血液中，母亲血液中的免疫物质如 IgG 可以通过胎盘，使胎儿得到抗体，对胎儿起保护作用，且使胎儿在出生后短时间内亦具有一定的免疫力。但是，胎盘的屏障功能很有限，各种病毒、细菌、衣原体、支原体、螺旋体及弓形虫等可在胎盘形成病灶，感染胎儿；分子质量小、对胎儿有害的药物亦可通过胎盘影响胎儿，导致胎儿畸形甚至死亡。

（5）合成功能：胎盘可合成多种激素和酶，包括雌激素、孕激素、人绒毛膜促性腺激素等。

● 脐带有什么功能？

足月胎儿的脐带长为 30 厘米～70 厘米，内有 1 条脐静脉和 2 条脐动脉。脐带一端连接胎儿腹壁脐轮，另一端附着在胎盘的胎儿面。胚胎和胎儿借助脐带悬浮于羊水中。胎儿通过脐带血液循环与母体进行营养和代谢产物的交换。脐带受压，血流受阻时胎儿缺氧，可致胎儿窘迫，甚至危及胎儿生命。

● 什么是羊水？羊水有哪些功能？

羊水为充满在羊膜腔内的液体。妊娠早期，为母体血清产生的透析液；妊娠中期以后，主要由胎儿尿液组成。正常足月妊娠羊水量约为 1 000 毫升，略混浊、不透明，呈中性或弱碱性。妊娠任何时期羊水量超过 2 000 毫升，为羊水过多；妊娠晚期羊水量少于 300 毫升，为羊水过少。

羊水在胎儿发育中起重要作用，主要是使胎儿自由活动，防止胎儿直接受伤，有利于维持胎儿体液平衡，保持羊膜腔内恒温，防止胎动给母体带来的不适感，临产后帮助扩张子宫颈口及阴道，破膜后冲洗阴道减少感染的发生。

● 胎儿发育的特征有哪些？

妊娠头 8 周称胚胎，为主要器官分化发育的时期；自妊娠第 9 周起称胎儿，为各器官进一步发育成熟的时期。

8 周末：胚胎初具人形，头的大小约占整个胎体的一半。可以分辨出眼、耳、口、鼻，四肢已具雏形，超声显像可见早期心脏已形成且有搏动。

12 周末：胎儿身长约为 9 厘米，体重约为 20 克。胎儿外生殖器已发育，部分可分辨男、女性别。胎儿四肢可活动。

16 周末：胎儿身长约为 16 厘米，体重约为 100 克。从外生殖器可确定性别，头皮已长出毛发，胎儿已开始有呼吸运动。部分孕妇自觉有胎动。

20 周末：胎儿身长约为 25 厘米，体重约为 320 克。开始出现排尿及吞咽功能，检查孕妇可听到胎心音。

24 周末：胎儿身长约为 30 厘米，体重约为 630 克。各器官均已发育，皮下脂肪开始沉积，但皮肤仍呈皱缩状。

28 周末：胎儿身长约为 35 厘米，体重约为 1 000 克。皮肤粉红色，可有呼吸运动，此期出生者易患特发性呼吸窘迫综合征。

32周末：胎儿身长约为40厘米，体重约为1 700克。面部毳毛已脱，皮肤深红，生活力尚可。此期出生者如注意护理，可以存活。

36周末：胎儿身长约为45厘米，体重约为2 500克。脂肪发育良好，毳毛明显减少，指（趾）甲已超过指（趾）尖，出生后能啼哭及吸吮，生活力良好，此期出生者基本可以存活。

40周末：胎儿已成熟，身长约为50厘米，体重约为3 400克。体形外观丰满，皮肤粉红色，脚底皮肤有纹理，男性睾丸已下降，女性大小阴唇发育良好。出生后哭声响亮，吸吮力强，能很好存活。

● 不同妊娠周数的子宫高度在哪里？

不同妊娠周数的子宫高度见下表。

妊娠周数	手测子宫底高度
满12周	耻骨联合上2横指～3横指
满16周	脐耻之间
满20周	脐下1横指
满24周	脐上1横指
满28周	脐上3横指
满32周	脐与剑突之间
满36周	剑突下2横指
满40周	脐与剑突之间或略高

● 妊娠后子宫有哪些变化？

妊娠后子宫变化最明显，宫体逐渐增大变软。子宫由非孕时（7～8）厘米×（4～5）厘米×（2～3）厘米增大至妊娠足月时 35 厘米×25 厘米×22 厘米左右，子宫重量至妊娠足月约为 1 000 克，宫腔容量至妊娠足月约为 5 000 毫升。妊娠 12 周后，增大的子宫超出盆腔，在耻骨联合上方可触及。妊娠晚期子宫不同程度右旋，与乙状结肠在盆腔左侧占据有关。

妊娠 12 周～14 周，子宫出现不规则无痛性收缩，其特点为稀发和不对称，无疼痛感觉。

妊娠 12 周以后，子宫峡部逐渐伸展拉长变薄，扩展成为宫腔的一部分，临产后可由非孕时的 1 厘米伸展至 7 厘米～10 厘米，成为产道的一部分，此时称子宫下段。

子宫颈黏液增多，形成黏稠的黏液栓，可阻止细菌入侵，防止胎儿及胎膜受到感染。

● 妊娠后卵巢有哪些变化？

妊娠期卵巢略增大，停止排卵。黄体于妊娠 10 周前产生雌激素及孕激素，以维持妊娠；黄体功能于妊娠 10 周后由胎盘取代。

● 妊娠后阴道有哪些变化？

阴道脱落细胞增加，分泌物增多，常呈白色糊状。阴道分泌物 pH 值降低，不利于一般致病菌生长，但易受白假丝酵母（念珠菌）感染。

● 妊娠后乳房有哪些变化？

妊娠后，在大量雌激素和孕激素的影响下，乳房增大。孕妇自觉乳房发胀或偶有刺痛，浅静脉明显可见。乳头增大，乳晕变黑，乳晕外围的皮脂腺肥大形成散在的结节状小隆起，称蒙氏结节。妊娠末期，尤其在接近分娩期挤压乳房时，可有数滴稀薄黄色乳汁溢出，分娩后乳汁正式分泌。

● 妊娠后循环系统有哪些变化？

妊娠期因膈升高，心脏向左上方移位，心率每分钟增加10 次～15 次。心排血量自妊娠 10 周逐渐增加，妊娠 32 周达高峰；临产后特别是在第二产程期间，心排血量显著增加。妊娠早期及中期血压偏低，妊娠晚期血压轻度升高。

● 什么是仰卧位低血压综合征？

当孕妇长时间处于仰卧位时，由于增大的子宫压迫下腔静脉使血液回流受阻，引起回心血量减少，心排血量随之减少使血压下降，出现轻微头痛、头晕和心悸等现象，称为仰卧位低血压综合征。侧卧位时能解除子宫压迫，改善静脉回流。

● 妊娠后泌尿系统有哪些变化？

妊娠以后，孕妇及胎儿的代谢产物增多，肾脏负担加重。肾脏血液流量及肾小球滤过率增加，排尿量增加，受体位影响夜尿量多于日尿量。受孕激素影响，泌尿系统平滑肌张力降低、蠕动减慢，加之输尿管有尿液逆流现象，孕妇易患急性肾盂肾炎。

妊娠早期，由于增大的子宫压迫膀胱而出现尿频。约在妊娠 12 周以后，子宫体高出盆腔而不再压迫膀胱，尿频症状自然消失。妊娠末期，由于胎先露下降进入盆腔，孕妇再次出现尿频，此现象产后自然消失。

● 妊娠后呼吸系统有哪些变化？

妊娠早期，孕妇的胸廓开始发生改变，即胸廓横径增宽，膈上升，呼吸时膈活动幅度增大。妊娠中期，孕妇有过度通气现象，以满足孕妇本身及胎儿对氧的需要。妊娠晚期，子宫增大，膈活动幅度减小，胸廓活动加大，以胸式呼吸为主。呼吸次数于妊娠期变化不大，约为 20 次/分，但呼吸较深。呼吸道黏膜增厚，轻度充血水肿，容易发生感染。

● 妊娠后消化系统有哪些变化？

妊娠早期，约一半的妇女在妊娠 6 周左右可出现早孕反应，多于妊娠 12 周左右自行消失。

由于受大量雌激素影响，孕妇的牙龈充血、水肿，晨间刷牙时易出血。孕妇常有唾液增多甚至流涎现象。妊娠期胃肠平滑肌张力降低，胃内酸性内容物可返流至食管下部产生胸骨后烧灼感；胃酸及胃蛋白酶分泌量减少；胃排空时间延长，容易出现上腹部饱胀感；肠蠕动减弱，出现便秘，常引起痔疮或使原有痔疮加重。

● 妊娠后内分泌系统有哪些变化？

妊娠期间垂体稍增大，受大量激素和孕激素负反馈的影响，促性腺激素分泌减少，卵巢内的卵泡不再发育成熟。垂体催乳素随妊娠进展而增加，分娩前达高峰。催乳素与其他激素协同作用促进乳腺发育，为泌乳做准备。

● 妊娠后皮肤有哪些变化？

孕妇乳头、乳晕、腹白线、外阴等处出现色素沉着。有的妇女颜面部可出现蝶状褐色斑，亦称妊娠黄褐斑，一般于产后自行消退。有的妇女腹壁皮肤因妊娠子宫增大而出现皮肤弹性纤维断裂，出现紫色或淡红色不规律平行略凹陷的条纹，称为妊娠纹，产后变为银白色，持久不退。

● 妊娠后体重有哪些变化？

自妊娠 13 周起孕妇体重平均每周增加 350 克，一般不超过 500 克。至妊娠足月时，体重平均约增加 12.5 千克，包括胎儿、胎盘、羊水、子宫、组织间液等。

● 孕妇有哪些心理变化？

（1）妊娠早期：①惊讶或震惊。无论是否为计划内妊娠，几乎所有的孕妇都会产生惊讶或震惊的反应。②矛盾心理。有的孕妇可出现爱恨交加的矛盾心理，特别是那些并未计划怀孕的孕妇。此时既享受怀孕的欢愉，又认为自己尚未做好准备。这种矛盾心理可由于工作、学习等原因暂时不想要孩子，或由于初为人母而缺乏抚养孩子的知识和技能所致。

（2）妊娠中期：随着妊娠进展，尤其在胎动出现后，孕妇真正感受到"孩子"的存在，开始接受妊娠的事实，同时开始穿着孕妇装，计划为孩子购买衣服、小床等，关心孩子的喂养和生活护理等方面的知识，给未出生的孩子起名字、猜性别等。此期，孕妇显得较为内向、被动，注意集中于自己和胎儿身上。

（3）妊娠晚期：子宫明显增大，孕妇行动不便，社交活动减少，甚至出现睡眠障碍、腰背痛等症状。因此，大多数孕妇都盼望分娩日期的到来。随着预产期的临近，孕妇开始担心能否顺利分娩，胎儿有无畸形，部分孕妇担心新生儿的性别能否为家人接受。

● 孕妇如何进行心理调节？

美国学者鲁宾认为，孕妇为接受新生命的诞生，维持个人及家庭的功能完整，应完成以下 4 项心理发展任务。

（1）确保自己及胎儿能安全顺利地度过整个妊娠期。妊娠后，孕妇应关注胎儿和自己的健康，可阅读有关书籍、观察其他孕妇和产妇，并就相关话题进行讨论；遵守医生的建议，整个妊娠期保持最佳的健康状况；自觉听从建议，补充维生素，摄取均衡饮食，保证足够的休息和睡眠等。

（2）促使家庭重要成员接受新生儿。孩子的出生会对整个家庭产生影响。随着妊娠的进展，孕妇应寻求家庭重要成员对孩子的接受和认可。在此过程中，配偶是关键人物，有了他的支持和接受，孕妇才能完成孕期心理发展任务。如果家中尚有小孩，孕妇也要努力确保其他子女接受将出生的弟弟或妹妹。

（3）情绪上与胎儿连成一体。随着妊娠的进展，孕妇和胎儿建立起亲密的情感；胎动出现以后，孕妇会对胎儿有更真实的感受。常借助抚摸、对着腹部讲话等行为表现对胎儿的情感。这种情感和行为表现将为孕妇日后与新生儿建立良好的情感奠定基础。

（4）学习为孩子而奉献。生育过程包含了许多给予行为。孕妇需发展自制能力，学习延迟自己的需要以满足今后孩子的需要。妊娠以后，孕妇需调整自己的生活方式，以适应胎儿的成长，并能在产后顺利担负起照顾孩子的重任。

● 准爸爸有哪些心理变化？

（1）妊娠早期：如果妊娠是夫妇双方所共同期望或计划的，准爸爸会表现出异常的兴奋，否则可能会感到震惊。但因妻子腹部增大不明显，准爸爸觉得生活没有太多改变，有时不能满足妻子的需求而在夫妻间出现沟通不愉快的现象。

（2）妊娠中晚期：当妻子子宫逐渐增大，腹部明显膨隆后，准爸爸进入一个新的心理阶段，开始认识到妻子妊娠是自己一生中最重要的事情，也能体会与关心妻子的妊娠感受，但此时准爸爸会对分娩过程产生害怕及恐惧。

● 准爸爸如何进行心理调节？

首先，准爸爸应抓紧时间学习妊娠和育儿的有关知识，理解妻子妊娠以后生理和心理方面的变化，了解胎儿在子宫内生长发育的过程，正确认识分娩先兆，帮助妻子顺利度过妊娠和分娩这一人生最为特殊的时期。

准爸爸尽量陪妻子做产前检查和产前学习，可增进与妻子和宝宝之间的感情。陪妻子去做产前检查和参加产前学习，与妻子一起感受宝宝的成长；学习帮助妻子减轻妊娠不适的方法，如在妻子腰酸背疼时为她做按摩，在妻子心情不好时鼓励妻子说出内心的感受，并对妻子的"坏脾气"保持耐心和宽容。

准爸爸应明白孕育孩子是夫妻双方的责任，业余时间尽量在家陪伴妻子，或陪妻子一起挑选孕妇装、婴儿用品等，在力所能及的范围内尽量满足妻子的需求。

（罗碧如）

JIUYE QIAN JINENG PEIXUN CONGSHU

就业前技能培训丛书

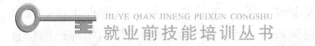

月嫂家政服务一点通

孕妇的护理

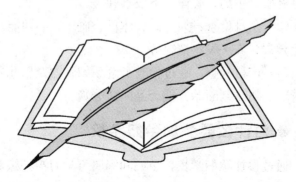

● 什么时候开始做产前检查?

产前检查的时间应从确诊早孕时开始,妊娠 28 周以前每 4 周检查 1 次,妊娠 28 周以后每 2 周检查 1 次,妊娠 36 周以后每周检查 1 次。高危妊娠者应酌情增加产前检查的次数。

● 为什么要定期做产前检查?

定期进行产前检查的目的是明确孕妇和胎儿的健康状况,及早发现并治疗妊娠合并症和并发症,及时纠正胎位异常,及早发现胎儿发育异常的情况等。

● 产前检查包括哪些内容?

(1) 收集孕妇的健康史:包括个人一般资料、月经史、过去患病史、家族史、丈夫健康状况等。

(2) 了解孕妇的孕产史:既往有无流产、早产、难产、死胎、死产、产后出血等;本次妊娠过程中有无病毒感染、阴道流血、头痛、心悸、下肢水肿等。

(3) 全身检查:如身高、体重、血压、心功能及肺功能有无异常、乳房发育情况等。

(4) 产科检查:通过检查了解孕妇骨盆及胎儿生长发育的情况,初步判断胎儿能否经阴道分娩。

● 为什么要参加孕妇学校?

通过参加孕妇学校,孕妇和家属可学习与妊娠和分娩有关的知识,减轻对妊娠和分娩的恐惧;避免或及时发现异常情况,利于优生优育;了解阴道分娩的好处及剖宫产的利弊；学习如何护理产妇和新生儿等。

● 孕妇学校的主要课程有哪些？

（1）如何进行孕前准备。

（2）孕期营养和用药知识。

（3）孕妇如何进行自我监护。

（4）孕期心理变化的原因及产后抑郁的预防。

（5）妈妈及宝宝用物准备。

（6）分娩镇痛技术介绍。

（7）如何选择分娩方式。

（8）新生儿的家庭护理。

（9）母乳喂养技巧。

（10）如何"坐月子"。

● 如何推算预产期？

从末次月经第 1 天算起，月份减 3 或加 9，日期加 7。如末次月经第 1 天是 2009 年 10 月 20 日，预产期则为 2010 年 7 月 27 日；如末次月经第 1 天是 2009 年 2 月 20 日，预产期则为 2009 年 11 月 27 日。如果孕妇仅记得末次月经的阴历日期，则月份仍减 3 或加 9，而日期需加 15。实际分娩日期与推算的预产期可能相差 1 周～2 周。如果孕妇记不清楚末次月经日期，医生可根据孕妇的早孕反应开始出现的时间、胎动开始时间、各种检查结果等进行估计。

● 什么是胎动？

胎儿在子宫内冲击子宫壁的活动称胎动，是胎儿情况良好的表现。孕妇多于妊娠 18 周～20 周开始自觉胎动，每小时为 3 次～5 次。妊娠周数越多，胎动越活跃，但至妊娠末期胎动逐渐减少。腹壁薄且松弛的经产妇，可在腹壁上看到胎动。

● 孕妇如何数胎动？

（1）孕妇尽量在相对固定时间里，在安静状态下，每天早、中、晚各数 1 小时胎动。连续运动只算 1 次，轻微浮动也算 1 次。

（2）每小时胎动为 3 次～5 次或 12 小时以内胎动累计数大于或等于 10 次为正常，这表示胎儿在子宫内情况良好，胎盘功能良好。若无意外情况发生，胎儿 24 小时内一般无异常，无须担心。

（3）如果胎儿出现频繁躁动或胎动计数减少，少于平时的 50% 而不能恢复，视为子宫胎盘功能不足，胎儿有可能宫内缺氧，需立即到医院就诊，以进一步判断胎儿是否良好并及时治疗。

● 什么是胎儿心音？

妊娠 18 周～20 周，用胎心听筒经孕妇腹壁能听到胎儿心音，似钟表"滴答"声，每分钟为 120 次～160 次。妊娠 24 周前，胎儿心音多在脐下正中或稍偏左、右能听见；妊娠 24 周以后，胎儿心音在胎背侧最清楚。听到胎儿心音可确诊妊娠且为活胎。

● 怎样应对早孕反应？

（1）避免空腹：清晨起床时缓慢起床，先吃些饼干或面包干。

（2）少食多餐：每天进餐 5 次或 6 次，两餐之间进食液体。

（3）食用清淡食物：避免油炸、难以消化或有不舒服气味的食物。

（4）精神支持：给予孕妇精神鼓励，以减少心理困扰及担忧。

（5）严重呕吐或妊娠 12 周以后继续呕吐，甚至影响孕妇健康时，应考虑妊娠剧吐的可能，需住院治疗。

● 尿频、尿急怎么办？

尿频、尿急常发生于妊娠头 3 个月和末 3 个月，由妊娠子宫压迫膀胱所致。如果仅出现尿频、尿急而无任何其他不适或感染征象，可不必处理。孕妇有尿意时应及时排空，无须减少喝水。

● 白带增多怎么办？

白带增多常发生于妊娠头 3 个月和末 3 个月，是妊娠期正常的生理变化，但应排除霉菌、滴虫、淋病奈瑟菌（淋球菌）、衣原体等感染。孕妇应穿透气性好的棉质内裤，每天更换；保持外阴部清洁，每天清洗外阴但严禁冲洗阴道。

● 孕期用药应注意哪些问题？

许多药物可通过胎盘进入胚胎内，影响胚胎发育。妊娠头 3 个月是胚胎器官发育形成时期，此时用药更应慎重。应选择对胚胎、胎儿无损害，又对孕妇所患疾病最有效的药物。用药应在医生的指导下进行，并注意观察药物的不良反应，如有异常应及时就诊。

● 下肢水肿怎么办？

（1）孕妇在妊娠后期发生下肢水肿，经休息后可消退，属于正常现象。

（2）孕妇应多左侧卧位，解除右旋增大的子宫对下腔静脉的压迫。

（3）下肢稍垫高，避免长时间地站或坐，以免加重水肿。

（4）适当限制盐的摄入，但不必限制水分。

（5）如果下肢明显凹陷性水肿或经休息后不消退，应及时诊治。

● 便秘时怎么办？

便秘是妊娠期常见的症状之一，尤其是妊娠前即有便秘者更容易发生便秘或者加重便秘。

（1）养成每天定时排便的习惯，多吃水果、蔬菜等含膳食纤维多的食物，同时增加每天饮水量，注意适当的活动。

（2）如有便秘，未经医生允许不可随便使用大便软化剂或轻泻剂，因为腹泻可能诱发子宫收缩，甚至发生流产或早产。

● 如何避免腰背疼痛？

（1）孕妇应穿低跟鞋。

（2）避免长时间弯腰，在弯腰拾物或抬举物品时应保持上身直立，弯曲膝部，用两下肢的力量抬起。

（3）疼痛严重者，应卧床休息（硬床垫），可局部热敷或按摩。

● 下肢"抽筋"怎么办？

（1）吃含钙和磷较多的食物，如牛奶、肉类、豆类及海产品等。

（2）避免腿部疲劳、受凉。

（3）伸腿时避免脚趾尖伸向前，走路时脚跟先着地。

（4）发生下肢肌肉痉挛时，背屈肢体或站直前倾以伸展痉挛收缩的肌肉。或在局部热敷、按摩，直至痉挛消失。

（5）必要时遵医嘱口服钙剂。

● 如何护理乳房？

（1）为了保持乳房清洁、舒适，怀孕后期可每天用清水或中性皂液清洗乳房 1 次。清洗时动作要轻柔，以免过度刺激乳头，引起子宫收缩，甚至发生早产。

（2）胸罩的选择应以舒适、合身、能够支托增大的乳房为标准，布料最好选择全棉；样式选乳头处有单独纽扣的最好，方便产后喂奶。

● 孕期能同房吗？

（1）妊娠头 3 个月和末 3 个月，都应避免同房，以防流产、早产及感染的发生。

（2）同房时动作应轻柔，不要压迫孕妇腹部，注意保护孕妇及胎儿安全。

● 孕妇在饮食方面应注意哪些问题？

（1）符合食物自然、营养均衡的原则。注意烹饪时的方法，尽可能不要破坏食物中的营养素。

（2）应该选择容易消化、无刺激性的清淡食物，避免烟、酒、浓咖啡、浓茶及辛辣食品。

（3）孕妇饮食应该重视质量，即尽量摄取高蛋白质（如牛肉、羊肉、瘦猪肉、牛奶、鸡蛋等）、高维生素（如谷类、坚果、绿叶蔬菜、动物肝脏和肾脏、黄豆、蛋黄等）、高矿物质（如含铁高的动物肝脏、血、瘦肉，蛋黄，豆类，贝类及各种绿叶蔬菜；含钙磷高的肉类、牛奶、豆类及海产品）的食物。当然，适当吃一些脂肪和糖类（碳水化合物）也是必要的。

（4）孕妇如患有糖尿病、心脏病、高血压等疾病时，应在专业营养师及产科医师的指导下合理用餐，以免饮食不当而加重病情。

● 怎样保持口腔和皮肤的卫生？

（1）养成良好的刷牙习惯，每次进餐后都应该用软毛牙刷刷牙。

（2）孕妇的新陈代谢高，汗量多，因此应该勤洗澡、勤换内衣，保持皮肤的清洁和舒适。

● 孕妇在穿着方面应注意哪些问题？

（1）孕妇的衣服应该柔软、宽松、舒适、冷暖适宜。不要穿紧身衣或袜，以免影响血液循环，影响胎儿的发育及活动；胸罩应以舒适、合身、能够支托增大的乳房为标准，以减轻乳房的不舒适感。

（2）孕期应穿轻便舒适的鞋子。鞋跟应低，但不应完全平跟，以能够支撑自身体重而且感到舒适为宜；避免穿高跟鞋，以防腰背疼痛及身体失平衡而受伤。

● 妊娠期的休息和活动应注意哪些问题？

（1）一般的孕妇可以坚持工作到 28 周，28 周后宜适当减轻工作量。

（2）孕期应避免长时间站立或重体力劳动，坐时应抬高下肢，以减轻下肢水肿。

（3）孕妇因身体和心理上的负担加重，易感疲惫，需要充足的休息和睡眠。每天应有 8 小时睡眠，午休 1 小时～2 小时。卧床时宜多左侧卧位，此体位可以增加胎盘血液供应量、避免胎儿缺氧。但也可根据自身情况采取平卧、半卧、右侧卧等体位。

（4）孕妇居住的房间应该清洁、整齐、安静、空气流通。

（5）运动可以促进孕妇血液循环、增进食欲和睡眠、锻炼肌肉，为分娩做准备。因此，孕妇应该做适量的活动，同时也可以进行一般的家务劳动，但注意不要攀高或抬举重物。

（6）散步是孕妇最适宜的运动，但要注意时间不宜过久（以每次 30 分钟～60 分钟为宜），避免到人群拥挤、空气不良的公共场所，尽量避免意外受伤或感染上呼吸道疾病。

● 什么是胎教？

胎教就是母亲与胎儿之间的互动，指通过调整母体的内外环境，消除不良刺激对胎儿的影响；并采用一定的方法和手段，积极、主动地对胎儿进行训练和教育，使胎儿的身心发展更加健康、成熟，从而为其出生以后继续接受教育奠定良好的基础。

● 为什么要进行胎教？

一般人往往认为，母体内的胎儿是个无知觉、无意识的未成熟的生命体，他无法和外部世界取得联系。但是，科学研究已经证明：从妊娠中期开始，胎儿已经对声音、光线、抚摸等相当敏感，说明他已经具有一定的听力、视力和触觉等，能与母亲传递各种信息。很多人听说过这样的故事：新生儿哭闹时，只要把他抱在母亲左胸前，他会很快安静下来。科学家认为，这是因为胎儿在母体内已经拥有了听力，并已经习惯了母亲的心跳和血流的声音，出生后的新生儿再次听到熟悉的声音时，仿佛将他带回到了昔日宁静而安全的环境中，所以他会很快安静下来。

● 胎教的方法有哪些？

（1）呼唤胎教法：父母通过声音和动作与腹中的胎儿进行对话和呼唤训练。父母可事先起好孩子的小名，经常呼唤他并同时抚摸孕妇的腹部，胎儿可通过听觉感受到父母充满爱的呼唤，对胎儿今后的身心发育具有极大的好处。

（2）抚摸胎教法：通过抚摸，胎儿可感知到父母的存在，并增加胎儿肢体的反应能力，同时抚摸胎儿可带给父母无穷的乐趣。当然，抚摸时动作要轻柔，不能用力过大而引起意外。

（3）语言胎教法：胎儿在母体内已经具备了学习语言的能力。如果母亲对胎儿进行耐心的语言训练，可较好地打下孩子出生后学习说话的基础。

（4）对话胎教法：父母可通过问候、聊天、朗读、唱歌、讲故事等方式与胎儿沟通，但是不要讲太复杂的句子，最好每次以相同的句子开头和结尾，以加深胎儿的记忆。

（5）联想胎教法：母亲通过对美好事物和意境的联想，将美好的体验传递给胎儿。母亲可以联想漂亮娃娃的画像、世界名画、优美的乐曲、美景等所有美好的内容。但是，如果母亲将不好的内容传递给胎儿，则会起到相反的作用。因此，母亲应随时保持良好的情绪和愉快的心情。

（7）音乐胎教法：通过音波刺激胎儿听觉器官的神经功能，以对胎儿的听力、感知、情趣、记忆等进行训练。母亲最好选取优美、宁静的音乐，自己听后产生轻松、愉快、平和的感觉；主要供胎儿欣赏的音乐则宜选择轻松、明快、活泼的音乐，达到刺激胎儿听觉、激发胎儿情绪的作用。

（8）美育胎教法：母亲感受到美，并将美的意识传递给胎儿。母亲可多到大自然中去欣赏美丽的景色，将大自然的美传递给胎儿；同时母亲应保持精神焕发、穿着整洁、举止得体，努力丰富自己的精神生活，通过感受这些美好的行为来陶冶自己的情操并传递给胎儿。

● 准备宝宝用品的原则是什么？

（1）制订充裕的购物日程。早孕反应以后即可开始购买宝宝用品，在妊娠36周以前把应该准备的用品全部购买回家并清洗干净。

（2）列出购物清单。不要想到一样买一样，要有计划地去买。

（3）参考婴儿妈妈的建议。如果有亲戚或朋友刚生完孩子，咨询她们可以得到非常有价值的信息。

（4）只买真正需要的物品。生完孩子以后，很多亲戚、朋友会送来宝宝用品作礼物，而且小孩子长得特别快，没有

必要买很多东西放在家里。

● 如何准备宝宝用品？

（1）收集资料。可以通过参加孕妇学校或从各种媒体、婴儿妈妈等处获得准备宝宝用品的相关信息，即准备哪些物品、到哪里去买、买多少等。

（2）列出购物清单（如下表）。

名称	数量	品牌	商场
床			
衣服			
包被			
沐浴露			

（3）货比三家。拿着购物清单去各商场比较质量和价格，选择物美价廉的物品。

（4）经过货比三家后，照着清单去购买。

（5）再次确认。在妊娠 36 周以前，拿出清单与所购物品进行核对，确认已买回所有需要的物品。

● 宝宝用品有哪些？

（1）卫生用品：如沐浴盆、沐浴椅、沐浴露、浴巾、小毛巾、水温计等。

（2）衣服及包被等：内衣应每天更换，因此应准备足够数量的内衣；根据季节和温度准备厚薄不等的包被 2 床或 3 床；最小号的尿不湿；少量的宝宝帽子、围兜、手套、鞋和袜子等。

（3）喂养宝宝用品：奶瓶及其清洗、消毒、保存用品。

（4）宝宝房间用品：婴儿床、床上用品、房间装饰物品等。

（5）宝宝外出用品：汽车座椅、婴儿车、外出背包等。

● 宝宝出生时需要准备哪些物品？

为迎接宝宝的出生，家长应准备1个帽子、1件内衣、1件外衣、1床薄包被、1床厚包被、1张尿不湿，可打成小包送到产房备用。

● 如何购买和洗涤宝宝内衣？

2008年10月1日开始，我国首部专门针对24个月龄及以下的《婴幼儿服装标准》正式实施。根据国家要求及笔者经验，建议家长在购买宝宝内衣时注意以下几点。

（1）做工精细。选择宝宝衣服时，要注意衣服上不要有太多线头，缝边不能太硬，可购买缝边在外面的宝宝衣服，以免缝边摩擦宝宝娇嫩的皮肤；内衣裤不宜钉扣子或摁扣，以免损伤宝宝的皮肤或被误服，可用带子系在身侧。

（2）透气性好。宝宝的内衣应选择100％全棉。化纤布料对宝宝的皮肤有刺激性，容易引起皮炎或瘙痒等，不宜采用。另外，宝宝衣服不能有异味，包括香味。

（3）方便。宝宝颈部较短，衣服应选择没有领子、斜襟的"和尚服"，最好前面长、后面短，以免大小便污染；衣服的袖子、裤腿应宽大，使四肢有足够的活动余地，并便于穿脱、换洗。

（4）花色素雅。家长不要贪图颜色鲜艳的宝宝衣服，因为衣服色彩越鲜艳，使用的固色剂等化学物质就越多，应选淡黄、浅蓝、浅粉等素雅颜色。这样不仅更安全，而且可以更好地观察宝宝的分泌物，及时发现异常情况。

（5）洗涤。《婴幼儿服装标准》明确规定，婴幼儿服装必须注明"不可干洗"，因为干洗剂中可能含有刺激宝宝皮肤的物质。新买的内衣最好在清水中浸泡几小时，清除衣服上的化学物质，以减少对宝宝皮肤的刺激；然后用宝宝专用洗衣液洗净，在阳光下曝晒后备用。

● 如何购买和消毒奶瓶？

（1）确定材质：一般市面上的奶瓶可分为玻璃类和塑料类。玻璃奶瓶易于清洗，但易碎；塑料奶瓶轻便、不易碎，但经反复蒸煮后易变黄、变形。

（2）确定大小和形状：市面上一般有 120 毫升、160 毫升、200 毫升、240 毫升 4 种容量的奶瓶，120 毫升的奶瓶适用于新生儿，宝宝逐渐长大后可根据需要更换奶瓶。圆形奶瓶内颈平滑，液体流动顺畅，适用于给新生宝宝喂奶。

（3）查看外观：主要查看奶瓶的透明度，透明度好则能清楚地看到奶的容量和状态；其次，瓶身最好不要有太多的图案和色彩，以减少潜在危害。

（4）检查奶嘴孔的大小：可装上水进行试验，如果水能从奶嘴滴出而不是成线形流出则适用于新生宝宝使用。

（5）奶瓶的清洗：每次喂完宝宝后，使用奶瓶刷将奶瓶清洗干净，并对奶瓶进行消毒后备用。也可将清洗后的奶瓶放置于奶瓶架上晾干，待累积到一定的数量或消毒锅可容纳的大小后，再一起进行消毒。

（6）奶瓶消毒：可使用煮沸消毒法和蒸汽锅消毒法。消毒玻璃奶瓶时一定要冷水时放入，而塑料奶瓶则需水沸腾以后再放入，均等水沸腾以后再煮 5 分钟～10 分钟即可。使用蒸汽消毒法时则按说明进行操作。

（7）奶瓶的保存：奶瓶经消毒后，将留在瓶内的水彻底倒净，以消毒过的奶瓶夹将奶瓶、奶嘴、瓶盖等放置于通风干净处，并盖上盖子或纱布备用。如果消毒 24 小时后没有使用奶瓶，需重新进行消毒以免滋生细菌。

● 为什么需要购买汽车座椅？

中国的家长习惯于将宝宝抱于怀中乘车，其实这是非常危险的举动。在一些发达国家，如果行驶的汽车内载有儿童，按照规定必须使用相应的儿童安全座椅装置，否则将遭到处罚。儿童安全座椅根据儿童体形的人体工程学并结合儿童心理学设计，具有舒适和安全的优点。在选购汽车座椅时，应从安全性、舒适性和方便程度以及与汽车本身是否匹配等方面来考虑。1 岁以下的宝宝应使用婴儿型、婴幼儿型或全能型汽车座椅。

● 孕妇可以做哪些运动？

产前运动可以减轻身体因怀孕引起的不适，还能适当地伸展会阴部肌肉，增加自然分娩率。同时可以强化身体各部位的肌肉，利于产后迅速有效地恢复身体。

（1）腿部运动。孕妇双手扶着椅背，左腿固定，右腿做360 度的转动后还原，重复 5 次～10 次；然后交换左腿做以上动作 5 次～10 次。目的是增进骨盆肌肉的强度和柔韧度，还能增加会阴部肌肉的伸展性。

（2）腰部运动。孕妇双手扶着椅背，慢慢地吸气，同时双手用力，以支持身体轻微前倾，重心慢慢地集中于椅背上；然后脚尖略微立起使身体抬高，持续一定时间后放下复位休息，重复做 5 次～10 次。目的是减轻腰背部的疼痛，并可在分娩时增加腹压，还可增加会阴部肌肉的伸展性。

（3）盘腿坐式。孕妇平坐在床上，双腿及双手交接放于身体前（采取舒适的体位为宜），一只腿在前，另一只腿在后，两膝一左一右尽量分开，双手握着脚背，时间可长可短。孕妇看电视或聊天时可以采取此姿势。目的是预防妊娠末期膨大子宫的压力引起的腿部骨骼肌痉挛（即"腿抽筋"）。

（4）盘坐运动。孕妇平坐于床上，将两足并拢，两膝适当分开，两手轻轻地放在膝上，深深地吸气；然后用手臂的力量轻压双膝持续一定时间，深深地吸气后把手慢慢放开，配合深呼吸运动，反复做以上动作，持续 2 分钟～3 分钟。目的是加强小腿骨骼肌的张力，避免腓肠肌痉挛。以上两种运动可在妊娠 3 个月后进行。

（5）骨盆与背的摇摆运动。孕妇取平躺仰卧位，双腿屈曲，双手臂放于身体两侧，手臂和腿用力撑起，尽量使身体其他部位离床持续一段时间，后身体复位休息 1 分钟，重复做 3 次～5 次。此运动能锻炼骨盆底及腰背部的肌肉，增加其韧性和张力。

（6）骨盆倾斜运动。把双手和双膝放于床上，两手背与肩部垂直，大腿与臀部垂直，背部和腹部慢慢收缩摆动，重复数次。持续时间根据自己的情况调整，此项运动也可以采取仰卧位或站立式进行。

（7）脊柱伸展运动。孕妇取平躺仰卧位，双手抱住双膝关节下缘使双膝弯曲，头部与上肢向前伸展，使脊柱、背部至臀部的肌肉弯曲尽量成弓字形，将头与下巴贴近胸部，然后慢慢放松，恢复平躺姿势休息一会儿后重复以上动作

5 次~10 次。该项运动可以减轻腰背部酸痛,一般在妊娠6 个月以后开始进行。但要视孕妇的身体状况而定,如有外伤或脊柱问题请不要做该项运动。

(8)双腿抬高运动。孕妇平躺仰卧位,双手臂平放于身体两侧,双腿垂直抬高,足部抵住墙,每次持续 3 分钟~5 分钟。此运动可以伸展脊椎,锻炼臀部肌肉张力。

(9)孕妇在运动过程中要注意:①怀孕 3 个月后开始锻炼;②锻炼要循序渐进,慢慢加量、加强度,还要持之以恒;③锻炼之前应排空大小便;④如有下腹胀痛、腰骶部胀痛、肛门下坠感、阴道流血或流液等流产或早产征兆,应立即停止锻炼,并到医院就诊。

● 孕妇应该如何认识分娩及疼痛?

(1)分娩是胎儿及其附属物从母体全部排出的过程。分娩的方法有两种,即阴道分娩和剖宫产分娩。只要胎儿发育正常,体重不超过 4 000 克,且孕妇骨盆正常大小,80%的孕妇可以行阴道分娩。

(2)分娩是产道被撑开而让孩子通过的过程,所以痛是不可避免的,分娩时的阵痛是自然现象,与受伤、疾病的疼痛有本质上的区别。这种痛是因人而异的,有的人并不感到很痛,因此不能把分娩看成是一件不堪忍受的痛苦事件。

(3)许多人对分娩的经过缺乏了解,很难想象这么大的一个胎儿是怎么生下来的。某些传闻更是夸大其词地形容分娩是如何痛苦,使得许多产妇对分娩感到更加恐惧。

(4)人感受到痛是大脑皮质中枢神经的作用。如果自我感觉不安,中枢神经会有非常敏感的反应,痛就会更厉害。很多孕妇每每想到自己即将临产时,心中就忐忑不安,充满

恐惧心理。

● 拉玛泽分娩法是什么?

"拉玛泽分娩法"也被称为心理预防式分娩准备法。从怀孕 7 个月开始一直到分娩结束,通过对神经肌肉控制、产前体操及呼吸技巧训练等一系列学习过程,有效地让产妇在分娩时能把注意集中在对自己的呼吸控制上,从而转移疼痛,适度放松肌肉,使产妇充满信心,在产痛和分娩过程中保持镇定,达到加快产程并让胎儿顺利出生的目的。其方法如下:

(1)廓清式呼吸:所有的呼吸运动在开始和结束前均深吸一口气后再完全吐出。目的在于减少快速呼吸而造成过度换气,从而保证胎儿的氧气供应。

(2)放松技巧:首先通过有意识地放松某些肌肉进行练习,然后逐渐放松全身肌肉。放松的方法多种多样,可通过触摸紧张部位、想象某些美好事物或听轻松愉快的音乐来达到放松的目的,从而在分娩过程中避免因不自觉的紧张而造成不必要的肌肉用力和疲倦。

(3)意志控制的呼吸:孕妇平躺于床上,头和双膝下各置一小枕,用很轻的方式吸满气后,再用稍强于吸气的方式吐出,注意控制呼吸的节奏。临产后产妇视自己情况调整,注意不要造成过度换气。

(4)画线按摩法:孕妇或其家属用双手指尖在腹部做环形运动,做时压力不宜太大,以免引起疼痛;也不宜太小,以免引起酥痒感。如果腹部有监护仪,则可改为按摩两侧大腿。

● 自然分娩有哪些好处?

（1）母亲方面：

1）最合乎自然与生理的原则。

2）母体恢复更快、更好。

3）产后出血的发生率明显少于剖宫产，而且没有剖开腹部也就不会导致器官粘连。

4）"胎头是最好的骨盆测量器"，头位时只要没有头盆不称，都应试产。

5）只有通过试产才能发现宫颈水肿、宫缩无力、头位难产等产时异常情况，此时仍可随时决定手术。

6）经试产，有80％以上的孕妇可以经阴道分娩。

7）自然分娩的产妇更有成就感和自信心，能更快适应母亲的角色，更能出色地完成照顾宝宝的重任。

（2）婴儿方面：

1）自然分娩出生的胎儿由于胎头受压，呼吸中枢反射亢进，更容易建立正常呼吸。

2）由于产道挤压，顺产的孩子其呼吸道内液体的 1/3～2/3已被产道挤出，出生后空气能够顺利进入呼吸道进行正常呼吸。而剖宫产则缺乏这种过程。

3）自然分娩的新生儿脐血中许多抗体高于剖宫产儿，发生感染的概率要比剖宫产儿低。

4）有专家认为，在阴道分娩的过程中，胎儿身体、胸腹、头部都会有节奏地被挤压，这种刺激信息对日后小孩皮肤感官系统的形成很有帮助。而剖宫产属于一种干扰性分娩，没有胎儿的主动参与，完全是被动地在短时间被迅速娩出，剖宫产儿未曾适应这些必要的刺激考验，有的日后可能表现为多种感觉失调。

● 如何选择适合自己的分娩方式?

（1）在选择分娩方式前，医生会对产妇做详细的内、外科检查和产科检查。根据胎位、胎儿重量、骨盆大小、有无妊娠并发症和合并症等综合评估孕妇可否阴道试产。

（2）如果一切正常，根据孕妇及其家属知情同意的原则，签字后采取阴道分娩的方式试产。

（3）孕妇有剖宫产指征或阴道试产失败时由医生根据孕妇的具体情况，决定是否进行剖宫产。当然，孕妇及其家属需知情同意并签字。

（4）试产的产妇可根据自己的需要决定是否选择"无痛分娩"，可运用药物镇痛法减轻疼痛。

● 如何做好分娩的心理准备?

临近预产期的时候，大多数初次妊娠的孕妇会感到焦虑和不安。她们会过多地去想象分娩时的疼痛，担心分娩不顺利，忧虑胎儿的健康，有的孕妇甚至会担心孩子的性别等。过分的焦虑和担忧会使孕妇产生身体方面的不适如睡眠障碍、心慌、疲惫无力等，也会对胎儿产生不良刺激，最终影响分娩的顺利进行。因此，孕妇应尽量多了解妊娠和分娩的有关知识，努力调整好自己的心态，尽量往好的方面想，强化幸福的暗示，让自己充满自信和自豪感，健康而安全地度过妊娠和分娩这一人生最为重大的时期。

● 孕妇先兆临产的征象有哪些?

（1）假临产（不规律腹痛）：孕妇在分娩发动前，常会出现不规律的腹痛，这种子宫收缩不会伴有子宫颈口扩张。其特点为：疼痛持续时间短且不恒定，间歇时间长且不规则，宫缩的强度不加强，宫缩多在夜间出现、白天消失。

（2）胎头下降感：随着胎儿下降至骨盆，子宫底也随着下降，多数孕妇这时会感觉上腹部反而较前舒适，进食量也增加，呼吸也变得轻快。由于胎儿入盆压迫到膀胱，孕妇常常会出现排尿次数增多的情况，一般属正常现象。

（3）见红：在分娩发动前 24 小时～48 小时，孕妇阴道会有少量血液和黏液相混的血性分泌物流出，称为见红。见红是分娩即将开始的比较可靠的征象。

● 孕妇什么时候入院最好？

（1）选择自然分娩的孕妇在见红或有比较规律的宫缩时入院最好。因为过早入院，产妇和家属等待时间久，住院费用增加，也容易失去自己分娩的信心和耐心。

（2）选择剖宫产的孕妇，应和医生约好手术时间后提前一天入院，做好手术检查及准备工作。

（3）有妊娠合并症、并发症的孕妇应提早入院，以保证母婴安全。

（4）妊娠期间如有紧急情况，如破水、出血等，应立即到医院急诊科就诊，以便及时发现和处理问题。

（刘川蓉　罗碧如）

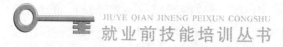

JIUYE QIAN JINENG PEIXUN CONGSHU

就业前技能培训丛书

月嫂家政服务一点通

待产妇的护理

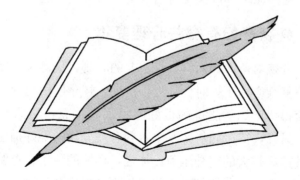

● 待产妇有哪些生理不适？

（1）食欲下降。临产后，越来越强烈的宫缩疼痛常常会引起待产妇恶心、呕吐，导致待产妇不愿意进食，而分娩过程又需要消耗很大的体力，所以待产妇容易疲劳，甚至出现虚脱。在生产的过程中，消化系统的这些不良变化常常会影响产程的进展。

（2）排尿不畅。分娩时由于胎儿在下降的过程中挤压到膀胱，导致膀胱黏膜充血、水肿。另外，由于疼痛的影响或病情的需要，有的待产妇不能下床活动。因此，待产妇容易发生小便排泄不畅通，甚至小便解不出来。

（3）疼痛。因宫缩导致的疼痛是一种不愉快的体验，陪伴人员应鼓励待产妇说出内心的感受，指导其进行深呼吸，或为待产妇进行按摩等以减轻疼痛。

（4）清洁卫生问题。越来越强的宫缩使待产妇出汗较多，且此时阴道分泌物增多，胎膜已破者还有羊水流出等，待产妇常有不适感。因此，陪伴者应及时替待产妇擦汗、更衣、更换床单等以保持清洁卫生，增进其舒适感。

● 待产妇有哪些心理变化？

分娩对待产妇而言，是重要的时刻，集喜悦、期盼、担心等复杂心情于一时。临近预产期，怀孕所引起的生理变化常使得待产妇不能得到很好的睡眠和休息，从而影响其情绪。另外，待产妇从亲友中听到有关分娩的不好描述，也会给其造成较大的精神压力。加之，环境的陌生、对胎儿健康的担心等，这一切都会让待产妇更加焦虑和恐惧。

● 什么是分娩？

分娩是指妊娠满 28 周及 28 周以后的胎儿及其附属物从母体娩出的过程。分娩过程是妇女一生中非常特别的体验，其间交织着生命诞生的喜悦以及分娩过程不可避免的疼痛，分娩既是一种体力劳动也是一次对心理和精神素质的考验。

● 什么是临产？

首先要有规律的腹部阵痛即子宫收缩（简称宫缩），并且子宫收缩的间隔时间逐渐缩短，持续时间逐渐延长，腹痛也会越来越重。同时，伴随有宫颈口的扩张和胎儿的下降。有的可见血性分泌物自阴道流出。

● 分娩过程包括哪几个阶段？

从规律的子宫收缩（间隔 5 分钟～6 分钟）开始到胎儿、胎盘从母体娩出为止，称为分娩的全过程，也叫总产程。分娩的全过程常被分为以下 3 个阶段。

（1）第一阶段：从腹部规律阵痛开始（间隔 5 分钟～6 分钟的宫缩）到宫颈口开大到 10 厘米，这一阶段称为第一产程，也称为宫口扩张期。初产妇需要 11 小时～12 小时，经产妇需要 6 小时～8 小时。

（2）第二阶段：从宫口开大 10 厘米到胎儿娩出。初产妇需 1 小时～2 小时；经产妇一般数分钟即可完成，但也有长达 1 小时的。

（3）第三阶段：从胎儿出生到胎盘娩出，一般需要 5 分钟～15 分钟，不应超过 30 分钟。

● 影响分娩的因素有哪些?

(1) 产力:包括子宫收缩力、腹肌和膈肌收缩力及肛提肌收缩力。其中,子宫收缩力是胎儿娩出的主要力量。通过子宫收缩可以使子宫颈口开大、胎儿逐渐下降至出生以及胎盘娩出。

(2) 产道:是胎儿娩出的通道,分骨产道和软产道两部分。

(3) 胎儿:其大小、胎位、发育有无异常均与阴道分娩能否顺利进行密切相关。

(4) 精神心理状态:分娩是一个正常的生理过程,但对产妇而言却是一种持久、强烈的应激源。我国大多数产妇为初产妇,没有分娩经验,她们从亲友处听到有关分娩是如何痛苦的诉说,对分娩产生恐惧,对自己能否正常分娩缺乏信心。

● 如何帮助待产妇进食?

分娩是一种自然的生理现象。但是,临产时由于子宫收缩而引起的阵痛越来越频繁且程度越来越强,有的产妇甚至会出现恶心、呕吐,同时伴呼吸快、出汗多,产妇常感到口干舌燥。众所周知,分娩是一种重体力劳动,如果在待产过程中进食太少,会导致产妇对疼痛更加敏感,体力不支等。因此,帮助待产妇进食至关重要。可行的方式是在两次宫缩疼痛的间歇为待产妇进食含热量较高且易消化吸收的食物和饮料,如面条鸡蛋汤、面条排骨汤、牛奶、酸奶、巧克力等,在两次宫缩疼痛的间歇让待产妇吃饱吃好,为分娩准备足够的能量。注意:已经决定或者可能进行剖宫产手术的待产妇，术前 6 小时～8 小时不可以进食。

● 如何帮助待产妇顺利分娩？

（1）适当下床活动：在待产过程中，如果没有下床活动的禁忌证，应鼓励待产妇在他人的协助下下床活动。下床活动可以分散待产妇的注意，减轻子宫收缩的疼痛感，增加舒适度，还可以有效促进子宫收缩；同时，保持直立的姿势，可以促进子宫颈扩张；走路时关节的运动可以帮助胎儿在产道内转动。随着产程的进展，子宫收缩疼痛越来越强，待产妇可能更愿意躺在床上，这时可以指导待产妇采取她自己感觉最舒适的体位，以促进全身的舒适和放松。

（2）及时更换衣物：待产妇出汗增多、阴道分泌物增多，容易污染衣裤、床单，应及时协助待产妇洗脸、更换衣服、更换床单等，保持衣服和病床清洁干燥，使其感到舒适。

（3）进食足够的食物：在子宫收缩疼痛的间歇，协助待产妇进食牛奶、果汁、巧克力等，补充体力。

（4）顺利解出小便：小便不畅，待产妇会觉得很不舒服，而且会影响胎儿的下降和子宫收缩，一般 1 小时～2 小时协助待产妇解小便 1 次。

（5）正确有效的按摩：在脸部、下腹部或下肢做轻柔的按摩，颈部、肩膀及背部搓捏都可以帮助待产妇减轻疼痛，增加舒适度。

（6）多一点爱心和关怀：握住待产妇的手，用温热的毛巾为她擦脸、喂水喂汤、按摩背部等，这些爱心都会使待产妇感到温暖和安全。

● 如何帮助待产妇减轻疼痛？

疼痛是一种不愉快的感受，子宫收缩是间歇性的，每次总是由弱渐强，维持一定的时间，然后由强渐弱。所以，子宫收缩引起的疼痛也是间断性的。那么应该如何帮助待产妇减轻疼痛呢？

（1）和待产妇建立良好的关系：待产妇一般都很敏感和脆弱，如果她得到的关心不够，可能会缺乏分娩的信心，并且对疼痛也更敏感。因此，和待产妇建立良好的关系，取得她的信任非常重要。照顾者应富有爱心，以温和的态度去照护待产妇，鼓励她说出内心的感受，并对她的感受表示理解。

（2）呼吸镇痛：待产妇仰卧，将两手放在下腹部感觉腹部的升降，自鼻慢慢吸气，使腹部渐渐升起，再慢慢自口将气吐出，腹部恢复到原来的位置。有效的呼吸可以转移待产妇对子宫收缩的关注，使肌肉放松。子宫有较大的收缩空间，在呼吸镇痛的同时配合使用按摩等放松方法效果会更好。

（3）分散注意：与待产妇交谈，或放一些她喜爱的音乐；或让待产妇想象宝宝在肚子里可爱调皮的模样；或者想象自己处在一个愉悦的情境之中，想象子宫收缩像波浪一样一浪一浪向前推进，子宫颈口像花蕾一样慢慢开放，胎儿慢慢下降，疼痛感正在越来越减轻。

（4）微弱宣泄：待产妇可以通过哼歌、呻吟、叹气等减轻疼痛。

● 如何对待产妇进行心理支持？

（1）收集资料，了解心理变化：①了解这次怀孕是夫妻共同期望的还是意外的；②了解待产妇的家人对这次怀孕的态度；③了解待产妇对分娩是感觉良好还是紧张害怕。

（2）配合医务人员，为待产妇提供相关信息：①向待产妇介绍分娩过程和宫缩的意义，增强待产妇分娩的信心；②帮助待产妇运用放松技巧等减轻疼痛；③耐心解答待产妇提出的问题，降低其焦虑情绪。

● 新生儿出生时应怎样处理？

新生儿出生时医护人员首先要清除新生儿鼻子、嘴巴和气管里的黏液或羊水，等新生儿大声啼哭后结扎脐带，然后用无菌纱布包裹脐部，最后擦净新生儿脚底的胎脂，在新生儿记录单上打脚印，同时还要将写有母亲姓名、新生儿登记号的手腕带或脚腕带戴在新生儿的手腕或脚腕上。

（王国玉）

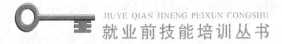

就业前技能培训丛书

月嫂家政服务一点通

产妇的护理

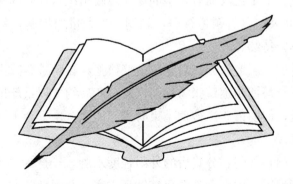

● 什么是产褥期？

产妇全身各器官除乳腺外从胎盘娩出至恢复或接近正常未孕状态的一段时期，称为产褥期，俗称为"坐月子"，一般需要6周。

● 产妇的生殖系统有哪些变化？

（1）子宫：分娩以后，产妇在其腹部可扪及"包块"样的东西，即是子宫。产后第1天子宫底平脐或在脐下一横指，以后每天下降1厘米～2厘米，于产后1周缩小至约妊娠12周大小，于产后10天子宫降至骨盆腔内，在腹部摸不到子宫；产后6周子宫恢复至正常未怀孕时的大小。

（2）恶露：产后随子宫蜕膜的脱落，血液、坏死的蜕膜组织经阴道排出，称为恶露。正常恶露有血腥味，但无臭味，持续4周～6周，总量为250毫升～500毫升。产后3天～4天的恶露称为血性恶露，颜色鲜红，含大量的血液，量多，有时有小血块；4天以后称为浆液性恶露，颜色淡红，含少量血液而有较多的坏死蜕膜组织，并有细菌，持续约10天；以后颜色较白，黏稠，含大量白细胞，称为白色恶露，持续约3周。

（3）阴道：分娩后，阴道壁松弛，黏膜皱襞减少甚至消失。产褥期阴道壁张力逐渐恢复，产后约3周重新出现黏膜皱襞，但阴道于产褥期结束时尚不能完全恢复至未孕时的紧张度。

（4）外阴：分娩后的外阴轻度水肿，于产后2天～3天逐渐消退。因会阴部的血液循环丰富，会阴部若有轻度撕裂伤或会阴切口缝合后，均能在3天～5天愈合。处女膜在胎儿经阴道分娩时进一步撕裂形成残缺痕迹，称处女膜痕。

（5）盆底组织：产后 1 周内，盆底组织水肿和淤血迅速消失，张力逐渐恢复。如果有裂伤又未及时正确修补，可造成盆底组织松弛。

● 什么是产后宫缩痛？如何处理？

产褥早期，由于子宫强烈收缩引起下腹部阵发性剧烈疼痛，称为产后宫缩痛。一般产后 1 天～2 天出现，持续 2 天～3 天自然消失。产褥早期哺乳时孩子吸吮乳头，不会感到宫缩痛。产后宫缩痛一般不需处理，但若疼痛影响到产妇休息和睡眠，可按医嘱口服止痛药。

● 产妇的乳房有哪些变化？

乳房的主要变化是泌乳。乳汁分泌的量与哺乳时吸吮刺激有关。因为吸吮动作可促使乳汁分泌和排出，所以吸吮是乳腺不断泌乳的关键，故提倡产后尽早吸吮哺乳和坚持夜间哺乳。此外，分泌乳汁量还与产妇的营养状况、休息、睡眠及情绪密切相关。所以，需给产妇提供丰富的营养，保证产妇充足的休息与睡眠，避免精神刺激。

（1）初乳：产后 7 天内分泌的乳汁，为淡黄色，含有大量的免疫球蛋白及矿物质，脂肪及糖类较少，极易消化，是新生儿早期理想的天然食物，还可增强孩子的免疫力，不应弃掉。

（2）过渡乳：产后 7 天～14 天分泌的乳汁为过渡乳，蛋白质含量逐渐减少，脂肪和乳糖含量逐渐增多。

（3）成熟乳：14 天以后逐渐变为成熟乳。成熟乳汁呈白色，亦含有较多免疫球蛋白和婴儿需要的各种营养素。

● 产妇的心血管系统有哪些变化？

产褥期的血容量明显增加，特别是产后 72 小时内心脏负荷加重，患有心脏病的产妇此时也容易出现心力衰竭。

● 产妇的消化系统有哪些变化？

产后 1 天～2 天，产妇常感口渴，喜进汤食，但食欲欠佳，以后逐渐好转。妊娠期胃酸分泌减少，产后 1 周～2 周才能恢复，加上产褥期卧床多、活动少，腹壁松弛，肠蠕动减弱，易发生便秘。

● 产妇的泌尿系统有哪些变化？

妊娠期体内潴留的水分产后由肾排出，因而产后 5 天内尿量明显增多。在分娩过程中膀胱受压，黏膜水肿、充血，会阴创伤性疼痛，不习惯于床上小便等均可导致排尿困难，容易发生尿潴留。

● 产后为什么排尿困难？如何处理？

（1）产后排尿困难的原因：分娩过程中，膀胱受压致黏膜充血水肿，张力降低；会阴切口疼痛；不习惯在床上排尿等。

（2）产后排尿困难的处理：产后 4 小时鼓励产妇排尿，若出现排尿困难，可鼓励产妇坐于床上或到卫生间排尿，用温开水冲洗外阴或让产妇听流水声诱导排尿，也可请医务人员用针灸或理疗仪协助排尿。上述方法无效时应在无菌技术操作下行导尿术。

● 产妇的腹壁有哪些变化?

产妇的腹壁紧张度至少要经 6 周～8 周才能恢复。妊娠期出现的下腹正中线色素沉着,在产褥期逐渐消退。腹壁上的紫红色新妊娠纹,在产后可变成永久性银白色旧妊娠纹。

● 产妇的内分泌系统有哪些变化?

产后恢复排卵的时间与月经复潮的时间受哺乳的影响。未哺乳者,月经一般于产后 6 周恢复,10 周左右恢复排卵;哺乳者多在产后 4 个月～6 个月恢复月经和排卵。

● 产妇的心理变化有哪些?

经过分娩的母亲,特别是初产妇多表现为激动、高兴、满足、自豪等;也有的母亲因为新生儿外貌及性别与理想中不相吻合而感到失望;有的因为太多的责任而感到恐惧,或为丈夫的注意转移到新生儿而感到失落等。Rubin 将产后心理变化分为:依赖期、依赖 - 独立期、独立期三个时期。

(1)依赖期:产后 1 天～3 天,产妇较多谈论对分娩期的感受,用语言表达对孩子的关心,产妇的需要通过他人来满足。

(2)依赖 - 独立期:产后 3 天～14 天,产妇逐渐从分娩的疲倦中恢复,主动学习护理自己的孩子,把孩子当成生活中的重要内容。此期产妇较独立,不再依赖他人的照顾。但由于丈夫及家人将注意转移到新生儿,以及护理新生儿的巨大责任中,产妇易出现情感压抑。

(3)独立期:产后 2 周～1 个月,产妇进一步确认了自己的角色,接受了现实中的新生儿。产妇及其家庭开始新的生活，家庭成员共同分享欢乐和责任。但是，随着家庭琐碎事务的增多，夫妻的兴趣与需要出现背离等，夫妻之间可能发生冲突。

● 如何帮助产妇进行心理调适？

（1）依赖期：主动倾听产妇述说对妊娠和分娩的感受，为产妇提供良好的休养环境和营养丰富的食物，帮助产妇与新生儿进行情感交流，鼓励产妇的家人尤其是丈夫尽量抽时间陪伴产妇。

（2）依赖－独立期：继续帮助产妇尽快从分娩的疲劳中恢复；鼓励其家人表达对产妇的关心和爱，注意在照顾新生儿的同时不要冷落了产妇；向产妇讲解产褥期护理的知识，演示新生儿护理的方法，指导其正确哺乳，请产妇亲自为新生儿换尿布等，以增强产妇护理新生儿的信心。

（3）独立期：主动赞扬产妇聪明能干，积极帮助产妇护理新生儿，鼓励其多与家人进行沟通与交流。

● 如何帮助父亲进行心理调适？

父亲对刚出生的新生儿表现出浓厚的兴趣，渴望去摸他、抱他。看到新生儿睁开眼睛，父亲总是注视着新生儿并兴奋地与他说话；即使新生儿睡着的时候，父亲也常通过抚摸等方式与新生儿进行情感交流；很多父亲总是不厌其烦地向他人描述新生儿的外观特征，兴奋和激动之情溢于言表。但是，由于缺乏新生儿护理知识，父亲往往会显得手足无措。因此，向父亲讲解和演示新生儿护理知识和技术可以帮助其尽快适应新角色。

● 如何帮助祖父母进行心理调适？

孙儿（女）出生后，祖父母会显得特别高兴和兴奋，他们会想方设法与新生儿接近，希望有尽量多的机会看到新生儿。因此，应鼓励新父母给予祖父母照顾新生儿的机会，使祖父母从护理新生儿的过程中得到天伦之乐。但是，由于两代人生活习惯和护理新生儿理念的不同，祖父母与新父母之间可能会产生冲突。作为专业的母婴护理人员应主动向祖父母讲解和演示现代新生儿的护理知识和技术，创造机会让他们多沟通和交流，鼓励祖父母积极参与其他有益于健康的活动。

● 产妇的房间有哪些要求？

（1）产妇房间应舒适、安静、整洁和温馨。限制探视人员，避免在房间内大声喧哗，以免影响产妇休息；每天湿式清扫房间至少 2 次并做好家具表面的清洁；房间内各类物品要摆放整齐；在产妇和宝宝未睡觉时，播放一些轻音乐，为产妇和宝宝创造一个温馨的环境。

（2）室内应有良好的通风。通风是一种简单、方便、有效的空气消毒方法，通风后室内细菌数可大大减少。但需注意的是，通风时不能让风直接吹向产妇与宝宝，每次通风 20 分钟～30 分钟，每天至少 2 次。

（3）室内应有适宜的温度和湿度。"月子房"的温度一般以 22 摄氏度～24 摄氏度为好。冬季室内温度降低，可以用空调、电暖器提高温度。室内湿度以 55％～65％为好，太干燥可使产妇和宝宝鼻黏膜受损，咽部发干；太潮湿则皮肤不能排汗，使人感到气闷不畅，易生细菌。

● 产褥期营养的重要意义是什么？

产后面临两大任务，一是产妇自身需要恢复，二是哺乳喂养宝宝，这两方面均需要营养。因此，饮食营养对于"月子"里的产妇尤其重要。

产妇由于在分娩时消耗体力及失血，丢失大量蛋白质、脂肪、糖类、各种维生素、多种矿物质及水分，因此，产后感到疲乏无力，出现面色苍白、出虚汗，或者胃肠功能下降、食欲缺乏、饥不思食、食而无味的现象；同时乳汁分泌，也会消耗产妇的能量及营养素。此时如果营养调配不好，不仅母亲身体难以恢复、易患病，而且还会影响哺乳及新生儿的生长发育。

● 分娩后第一天的产妇如何进食？

（1）正常分娩的产妇可进食流质或清淡半流质饮食。

（2）剖宫产术后 6 小时，产妇可进食不产气的流质饮食如鸡汤、鱼汤、米汤等，肛门排气后可进食半流质食物如面条、粥等。

（3）产妇饮食要求：少食多餐，一天吃 5 餐或 6 餐为宜；荤素相宜，清淡适宜。

● 产褥期饮食应注意哪些问题？

（1）增加餐次：每天餐次应较常人多，以 5 次或 6 次为宜。餐次增多有利于食物消化吸收，保证营养充足。产后胃肠功能较弱、蠕动减慢，如果一次进食过饱反而增加胃肠负担，从而减弱胃肠功能；如果采用多餐制则有利于胃肠功能恢复，减轻胃肠负担。

（2）食物应干稀搭配：每餐食物应该做到干稀搭配，干者可保证营养供给，稀者则可提供足够的水分。奶中含有大量的水分，乳母哺乳则需要补充水分，从而有利于乳汁分泌；产后失血伤津，也需要水分来促进母体康复，补充体液也可以防止产后便秘。因为食物的汤汁具有丰富的营养素，又有开胃增加食欲的功能，所以干稀搭配最适宜。

（3）荤素搭配，避免偏食：从营养角度来看，不同食物所含的营养成分种类及数量不同，人体需要的营养素是多方面的，过于偏食会导致某些营养素缺乏。产后恢复及哺乳，食用热能高的食物是必需的，如蛋白质、脂肪、糖类等，但过于偏食肉类食物，易导致其他营养素不足。荤素搭配有利于蛋白质的互补。从消化角度来看，过食荤食有碍胃肠蠕动，不利于消化而引起食欲下降。某些素食除了含有肉类不具有的或少有的营养素外，一般多有膳食纤维，可促进肠蠕动，促进消化，防止便秘。

（4）产后宜温不宜寒：温能促进血液循环，寒则凝固血液。分娩后，产妇需要多样化的副食和充足而丰富的营养素来满足身体的需要，产褥期内喝鸡汤、排骨汤、鱼汤和猪蹄汤等都有利于分泌乳汁。同时也要吃肉，因为肉比汤的营养要丰富得多。在分娩过程中产妇气血亏损，因此适当进补有助于产妇早日康复，一般进补应安排在恶露基本干净后，宁迟勿早，否则会延长恶露排净的时间。进补食品主要有人参和阿胶。人参可选用白参，含服或研成粉吞服，每天约2克；阿胶250克用黄酒浸泡一夜，加入适量冰糖，隔水蒸化，早晚冲服一勺。人参主要对出汗多、疲乏无力者有益；阿胶补血，对贫血、头昏、肢体不温者有益。

● 产褥期常见的营养食物有哪些？

（1）鸡蛋：含蛋白质和铁、磷、锌等，易被人体吸收，对产妇康复及乳汁分泌都有好处。吃法：蒸、煮均宜，一天3个为宜。

（2）营养汤：鸡汤味道鲜美，可促进食欲并有利于泌乳，特别是猪蹄汤、墨鱼、花生米、鲫鱼汤、排骨汤、羊肉汤等，轮换食用。

（3）红糖：含铁量比白糖高1倍～3倍，可以促进生血，性温，有活血作用，对于产后血虚多瘀等特点尤为适合，可促进排除瘀血、子宫复旧。

（4）新鲜水果：色鲜味美，可促进食欲，帮助消化排泄，如香蕉、猕猴桃、苹果等。

（5）各种粥类：如黑米粥、小米粥、红豆粥、薏仁粥，除湿利水，营养丰富。

（6）各种绿叶蔬菜及各种菌类：可调节神经系统，增强免疫功能。

● 常用的月子餐有哪些？

1. 蘑菇鲜虾汤

（1）原料：鲜虾（100克）、蘑菇（100克）。

（2）制作：蘑菇洗净后切片，鲜虾剥去壳后洗净；将切好的蘑菇片和虾仁一同放入锅中，加入适量的清水煮熟，放少许调料煮沸即可。

（3）功能：含有丰富的蛋白质和多种矿物质。这道菜鲜美清淡，是产后一道可口的菜肴。

2．豆腐丝瓜汤

（1）原料：豆腐（100 克）、丝瓜（50 克）。

（2）制作：丝瓜洗净去皮，切成条，待用；豆腐切成条待用；锅中放入适量的清水，再放入丝瓜和豆腐同煮，沸腾后调味，再煮 2 分钟～3 分钟，淋上麻油即可。

（3）功能：豆腐和丝瓜都含有较高的植物性蛋白质，此汤清淡可口，适宜于夏季食用，具有催乳、通便的作用。

3．黄芪猪肝汤

（1）原料：猪肝（100 克）、黄芪（20 克）。

（2）制作：猪肝洗净，切成 2 厘米左右的片；将猪肝和黄芪同放入 200 毫升清水中煮汤，撇去浮沫，待猪肝熟透后加入少许食盐即可。

（3）功能：黄芪补血固表、利水消肿，猪肝中则含有丰富的造血元素铁。这道汤有益气养血、通经下乳的作用，对身体虚弱、贫血最为有益。

4．鲫鱼豆腐汤

（1）原料：鲫鱼 1 条（250 克）、豆腐（400 克）、黄酒（5 克）、葱花（3 克）、姜片（3 克）、食油（30 克）。

（2）制作：豆腐切成 5 厘米宽的片，用加盐的沸水烫 5 分钟后沥干待用；鲫鱼去鳞和肠杂，抹上黄酒，盐渍10 分钟；将锅放在炉火上，加入食油，烧至五成热，爆香姜片，将鱼两面煎煮，加水后用小火煮沸 15 分钟，放入豆腐片，调味后撒上葱花。

（3）功能：鲫鱼营养丰富，有良好的催乳以及补钙作用。配用豆腐益气养血、健脾。豆腐营养好，含蛋白质丰富，动物性蛋白质和植物性蛋白质可互补利用。对产妇康复和分泌乳汁有很好的促进作用。

5. 鲜虾西芹

（1）原料：西芹1根、鲜虾8只、姜丝适量。

（2）制作：西芹切去根部后切成段，从中间剖为两份；鲜虾去头部，剥壳待用。加热炒锅中的油，当油两成热的时候，将处理好的虾滑入锅中，翻动炒锅使其受热均匀；虾稍微变色时加入姜丝调味，稍加煸炒后再加入西芹茎，接着翻炒至熟即可。

（3）功能：虾含丰富的蛋白质，西芹含有丰富的维生素和纤维素。这道菜清淡，脂肪含量少，可防止产后肥胖。

6. 海带焖饭

（1）原料：大米（100克）、水发海带（30克）。

（2）制作：将大米洗干净待用；海带洗去泥沙，切成小块待用。将锅放置火上，放入大米和水，旺火烧开，滚煮15分钟；随即放入海带块，加适量的食盐调味，不断翻搅，烧10分钟左右；待米粒涨开，水快干时，盖上锅盖，用小火焖10分钟～15分钟即可。

（3）功能：海带含有丰富的钙、蛋白质，含碘也较多。海带中的蛋白质与大米中的蛋白质具有一定的互补作用，一起食用可以提高各自的吸收率。

7. 腰花木耳汤

（1）原料：猪肾（100克）、水发木耳（10克）、笋片（10克）、清鸡汤（200毫升）、葱段适量。

（2）制作：将猪肾切成两半，洗净，切成兰花片，放入清水中浸泡一会儿，待用。将腰花、木耳、笋片一起放入锅中煮熟后捞出，置于汤碗内，加入葱段，再将烧沸的鸡汤倒入碗内，调味即可。

（3）功能：猪肾（又称腰子）具有补肾强身的作用，并含有丰富的造血元素铁，木耳也是含铁较高的食物，加上鸡汤同煮，既能补血又可催乳，是产后滋补的佳品。

● 如何催乳？

（1）哺乳的母亲要有足够的乳汁分泌，必须摄入足够的蛋白质、维生素、矿物质以及适量的脂肪。

（2）适量地喝汤能催乳，而肉汤、鸡汤、鱼汤是最简单易行的催乳剂。

（3）民间的催乳验方：①王不留行6克，猪蹄2只，炖汤食用；②猪蹄1只，加入通草2克，炖汤食用；③生麦芽30克、王不留行6克、黄精8克，水煎服，每剂煎2次（每天2次服）。

● 剖宫产术后如何预防腹胀？发生腹胀后如何处理？

（1）肛门排气前禁食产气食物，如牛奶等。

（2）协助产妇翻身和活动，促进肠蠕动恢复。

（3）已发生腹胀则可进行腹部热敷、肛管排气、肥皂水低压灌肠等。

● 如何预防产后便秘？发生便秘后怎么办？

（1）鼓励产妇早日下床活动。

（2）养成定时排便的习惯。

（3）产妇应多饮水，多吃蔬菜和水果等富含膳食纤维的食物，如香蕉、韭菜、芹菜、红薯等。

（4）保持心情愉快，保证充足的休息和睡眠。

（5）已出现便秘者，可使用开塞露或肥皂条塞肛，必要

时使用缓泻剂。

● 产妇用药应注意哪些问题?

产妇在产褥期应减少不必要的用药,以免药物的不良反应对身体造成影响,或药物代谢产物通过乳汁进入新生儿体内造成不良影响。因此,产妇用药前应仔细阅读药物说明书或咨询医生的意见。

● 如何安排产妇的休息与活动?

(1)正常分娩者,产后 6 小时~12 小时可下床活动。

(2)剖宫产者,术后平卧 6 小时;6 小时后可在床上翻身活动,并可抬高床头;术后 24 小时可下床活动。早期下床活动,可增强血液循环,促进伤口愈合,增进食欲,预防下肢静脉血栓形成,有利于恶露的排出,促进康复。由于产妇产后盆底肌肉松弛,应避免负重劳动或蹲位活动,以防子宫脱垂。

(3)产妇每天要保证睡眠 8 小时~10 小时,中午应午睡 1 小时~2 小时。要经常变换睡觉姿势,不能长期仰卧,每天俯卧 2 次,每次 15 分钟~20 分钟,可防止腰背酸痛及子宫后位。

● 产妇的衣着应注意哪些问题?

(1)衣服应宽大舒适,避免穿紧身衣和牛仔裤,以免影响血液循环和生殖器官的复原;可使用腹带以保护腹部切口,防止腹壁肌肉松弛、下垂。

(2)衣服应厚薄适中,大热天不一定要穿长袖衣裤,但也不能穿得过少，应根据季节和天气情况增减衣服。

（3）衣服应经常换洗，特别是内裤应每天更换，内衣只要被汗浸湿就应更换；产妇的衣服不应与婴儿及其他家人的衣物一起洗，以免交叉感染。

（4）在家可不戴帽子或包头，特别是夏天更不应戴帽子。当然，外出风大或冬季外出时可适当包一下头，但也不要包得过紧。

● 产妇如何洗澡、洗头？

（1）正常分娩后，能下床活动时即可洗澡和洗头。剖宫产术后能下床活动时即可洗头，半个月后可洗澡。不管哪种分娩方式洗澡都以淋浴为宜，以免污水流入阴道内引发感染。

（2）产后由于出汗多，要经常洗头、洗脚、勤换内衣裤，保持皮肤清洁。

● 产妇如何刷牙？

分娩以后，产妇进食量和进食次数逐渐增加，而且常以高蛋白质为主，此时应特别注意口腔清洁，以清除食物残渣和其他酸性物质，保护口腔健康。产妇在分娩后第2天就应开始刷牙，选择较柔软的牙刷，早晚各刷1次，刷牙时尽量用温水，并坚持饭后漱口。

● 产妇如何保持会阴部清洁？

产妇的会阴部分泌物较多，每次便后均应用温开水或1：20的碘附溶液清洗外阴部，同时勤换内裤以保持会阴部清洁和干燥。

● 如何保持手的清洁？

（1）有效的洗手可以清除 99％ 以上的各种暂时性细菌。在以下情况应洗手：①护理新生儿和产妇前后；②接触新生儿和产妇的分泌物（如大小便、血液、阴道分泌物、母乳等）之后；③大小便前后；④准备食物前后；⑤接触新生儿用物（奶具、餐具、衣物）前后。

（2）洗手步骤：

第一步：润湿双手，取适量洗手液，掌心相对，手指并拢相互摩擦；

第二步：手心对手背沿指缝相互搓擦，交换进行；

第三步：掌心相对，双手交叉沿指缝相互摩擦；

第四步：弯曲各手指关节，在另一只手掌心旋转搓擦，交换进行；

第五步：一只手握另一只手大拇指旋转搓擦，交换进行；

第六步：一只手指尖并拢，在另一只手掌心旋转搓擦，交换进行；

第七步：搓洗手腕，交换进行。

用流动水冲洗净双手，以擦手纸或毛巾擦干双手，洗手时间不能太短。

● 如何进行乳房护理？

（1）乳房应保持清洁、干燥，经常擦洗。

（2）分娩后第一次哺乳前，应用温水毛巾清洁乳头和乳晕，切忌用肥皂或酒精（即乙醇）之类的物品擦洗，以免引起局部皮肤干燥、皲裂。

（3）乳头处如有痂垢，先用油脂浸软后，再用温水洗净。以后每次哺乳前后用温水毛巾擦洗干净。

（4）每次哺乳时应让孩子吸空乳汁。如果乳汁充足，孩子吸不完时，应用吸乳器将剩乳吸出，以免乳汁淤积影响乳汁分泌，并预防乳腺管阻塞及两侧乳房大小不一等情况。如果吸吮不成功，则指导产妇将母乳挤出后喂养。

（5）哺乳期使用适当的胸罩，避免过松或过紧。

● 如何帮助产妇保持充足的乳汁？

（1）帮助产妇树立信心，相信自己能够分泌足够的乳汁哺育孩子。

（2）多给产妇宣传母乳喂养的知识和好处，让其认识到只有母乳才是孩子最理想的天然食品。

（3）帮助产妇实现早接触、早吸吮、早开奶。

（4）让产妇多喝清蒸鱼汤、猪蹄汤等，多食营养丰富易消化吸收的食品。

（5）让产妇保持心情愉快，保证充足的睡眠。

● 平坦及凹陷乳头的母亲如何喂奶？

孕妇若发现自己的乳头平坦或内陷，可从妊娠第 7 个月起配戴乳头罩。乳头罩对乳头周围组织起稳定作用，而且柔和的压力使内陷乳头外翻，乳头同时可做乳头伸展训练：

（1）将两拇指平行放在乳头两侧，由乳头向两侧牵拉，牵拉乳晕皮肤及皮下组织，使乳头突出；然后再将两拇指放在乳头上下侧，由乳头向上下纵向牵拉，重复上述牵拉动作，每次 15 分钟，每天 2 次。

（2）宝宝饥饿时，先让其吸吮凹陷或平坦较重的一侧，因为此时宝宝的吮吸能力较强，易含住乳头和大部分乳晕。

● 乳房胀痛时如何护理？

产后 3 天内，因淋巴管和静脉血管充盈，乳腺管不畅，乳房胀、有硬结，触之疼痛，还可有轻度发热。一般于产后 1 周乳腺管畅通后自然消失。也可用下列方法预防：

（1）尽早哺乳，促进乳汁分泌，一般产后半小时开始哺乳。

（2）哺乳前热敷乳房，使乳腺管畅通。

（3）按摩乳房，从乳房边缘向乳头中心按摩，使乳腺管畅通，同时减轻疼痛。

（4）配戴乳罩，扶托乳房，减轻胀痛。

（5）如果产妇的乳房局部出现红、肿、热、痛，提示可能患有乳腺炎，应到乳腺外科就诊。

● 乳头皲裂的母亲如何喂奶？

（1）母亲取正确、舒适且放松的喂哺姿势。

（2）哺乳前湿热敷乳房和乳头 3 分钟～5 分钟，同时按摩乳房，挤出少量乳汁，使乳晕变软，易被宝宝含住。

（3）宝宝饥饿时，让其先吸吮皲裂较轻的一侧乳房。

（4）增加喂母乳的次数，缩短每次喂母乳的时间。

（5）喂母乳后，挤出少许乳汁涂在乳头和乳晕上，短暂暴露并使乳头干燥。因乳汁具有抑菌作用且含有丰富的蛋白质，能起修复作用。

● 如何退乳？

因病或其他原因不适宜哺乳而需终止哺乳的母亲应尽早

退乳。限制进食汤类食物，停止吸吮及挤奶，按医嘱给予己烯雌酚或其他退乳药物。

● 产后怎样瘦身？

（1）情绪畅快：不良情绪会使内分泌系统功能失调，影响新陈代谢而导致肥胖。所以，产后应避免烦躁、生气、忧愁、愤怒等不良情绪。保持良好的情绪，不仅对自身的恢复有益，而且对塑体美颜也有一定功效。

（2）饮食适度：要注意饮食有节，一日多餐，按时进行，形成习惯，食物构成应以高蛋白质、高维生素、低糖、低脂肪为好，合理配膳。

（3）多做运动：顺产3天后即可下地做些轻微活动，如洗手、洗脸、倒开水等。产后随着身体恢复，应坚持每天做体操和健身操，以减少皮下脂肪堆积，如收肛、提腿、扩胸等。

（4）母乳喂养：坚持母乳喂养，不仅有利于婴儿生长发育，还可促进产妇子宫恢复和预防产后肥胖。

（5）科学睡眠：产后夜晚睡8小时，午睡1小时即可，睡眠过多也易发胖。

● 产妇如何进行锻炼？

产褥期保健操可促进腹壁、盆底肌肉张力的恢复，避免腹壁皮肤过度松弛，预防尿失禁、膀胱与直肠膨出及子宫脱垂。根据产妇的情况，运动量由小到大、由弱到强循序渐进。一般在产后第2天开始，每1天～2天增加1节，每节做8次～15次，直至产后6周。

第1节：仰卧，深吸气，收腹部，然后呼气。

第 2 节：仰卧，两臂直放于身旁，进行缩肛与放松动作。

第 3 节：仰卧，两臂直放于身旁，双腿轮流上举和并举，与身体成直角。

第 4 节：仰卧，髋与腿放松，分开稍屈，脚底放在床上，尽力抬高臀部及背部。

第 5 节：仰卧起坐。

第 6 节：跪姿，双膝分开，肩肘垂直，双手平放床上，腰部进行左右旋转动作。

第 7 节：全身运动，跪姿，双臂支撑在床上，左右腿交替向背后高举。

● 如何为产妇进行全身按摩？

1. 为产妇按摩的好处

（1）使产妇肌肉放松，减轻疲劳和肌肉酸痛（颈、肩、胳膊、腰、腿部等）。

（2）改善睡眠质量。

（3）安抚、放松产妇情绪，改善产后抑郁症状，让产妇感受到被爱的感觉。

2. 操作前注意事项

（1）操作前应洗净双手，取下佩戴的饰品；指甲不能过长、不留污垢，避免伤及皮肤。

（2）适度保暖，避免因操作时间过长而引起产妇感冒。

（3）产妇应衣着宽松，排空膀胱。

（4）在饭前或饭后 1 小时做。

3. 操作方法与步骤

（1）头部：产妇平卧，操作者站（或坐）在产妇头部位置。①推印堂 20 次：用双手拇指指腹交替从眉心（即印堂穴，两眉头中间）向上推至发际下 1 厘米处。②分推前额 6 次～10 次：用双手拇指指腹分别从睛明穴（眉头下方眼眶内上角处）沿眉弓至太阳穴（前额两侧，外眼角延长线的上方）做弧形移动并在太阳穴处停留 1 秒后依顺时针方向旋转 6 次、对压 6 秒。③拇指紧压人中（鼻唇沟的中点）、厚池穴（下嘴唇下缘中点凹陷处）各 10 秒。④双手梳头 6 次～10 次：用双手手指指腹紧贴头皮从前发际向后发际做梳理头发的动作，指端指腹用力刺激头皮，梳理完头后头皮有微发热的感觉，一般 3 次梳完整个头部为 1 次。⑤平推颈部，左右各 3 次：操作者把产妇的颈部握在手掌上平推，不能使头部离开操作台面。推右侧用右手，推左侧用左手。⑥提头 2 次：右手放在产妇下巴下方、颈部上方，左手放在其后颈部，做纵向提头。注意不能使头部抬离床面。

（2）上肢：产妇仰卧，双手自然放在身体两侧，掌心向上。做左上肢时操作者站在产妇左侧，操作者用右手；做右上肢时操作者站在产妇右侧，操作者用左手。先做哪一上肢可随意。①按摩肩部 20 次：拇指在上，其余 4 指在下，揉按时虎口含接产妇肩部，手掌接触整个肩头，做顺时针揉按；②捏、拿、揉、按上肢，各做 3 次：外侧从肩头下方开始，至腕关节上方，依次做捏、拿、揉、按，内侧从腋下开始，至腕关节上方，依次做捏、拿、揉、按的动作；③揉、按各指关节，各做 3 次：用拇指与食指捏住每一根手指，做两指相对搓揉动作；④摇动上肢 3 次：双手握住产妇手掌部做上下摇动。

（3）背部：产妇俯卧，双上肢自然下垂放在身体两侧，操作者站在产妇左侧（第 1、2 两个动作站在产妇头部）。

①推、捏颈部 20 次：操作者右手各指分开，拇指放在产妇颈右侧，其余 4 指放在颈部左侧，手掌虎口含接产妇颈部皮肤，由上往下做推、捏动作，注意用力不可过重；②捏、拿肩肌 3 次：操作者拇指在上，其余 4 指在下，虎口含接产妇肩部，双手同时在颈部两侧至肩峰处做捏、拿动作，力量稍大；③点、按背部：以产妇脊柱为中线，两侧各画两条纵线，共 4 条线可进行操作，但禁忌在脊柱部位做操作；点、按时，背部每一条纵线（从肩下至腰部）依次从上往下进行，每条线可平分为四个部分，分别在 4 个点上进行点压；双手掌叠压在一起，左手掌在下，右手掌在上，在每一个点上做顺时针旋转按压 3 次后再点按一下；④拿、滚背脊 3 次：每条线从上至下依次拿、滚；⑤揉、按背部 3 次：双手掌同时在背部从上往下做揉、按动作，可不分线、点。

（4）下肢：产妇俯卧，双上肢自然下垂放在身体两侧，操作者站在或跪在产妇下肢旁边（做左侧时站在产妇右侧，点压承扶、委中时可两侧同时进行）。①点压承扶（大腿后面，臀下横纹中点）、委中（腘窝正）、承心（跟腱两侧），各 20 秒：双手拇指分别在两腿做点压、往上推压承扶的动作，然后两手拇指分别在两腿做垂直往下点压委中的动作，最后用拇指、食指做点压承心的动作；②捏、拿下肢各 3 次：捏拿时，大腿外侧的肌群从上至下做捏、拿动作，小腿肚从上至下做捏、提动作；③揉、按下肢各 3 次：从大腿至小腿揉、按；④屈膝压腿 3 次：抬起产妇小腿，操作者近产妇侧手掌压在产妇脚背上，往臀部方向连续做轻压动作 3 次，另一只手放在产妇脚背下约 20 厘米处做保护动作；⑤摇踝关节 3 次：操作者用近产妇侧手握住产妇前脚掌，另一只手握住产妇踝关节上方，做顺时针与反时针旋转各

3 次；⑥轻拍下肢：操作者手指并拢，掌心中空，两手轻拍产妇大腿至小腿。

4. 按摩注意事项

按摩可使产妇感到情绪舒缓，压力减轻，但达不到治疗目的。有病应上医院诊治；操作时应手法轻柔、有节律感、速度宜慢；用力应由轻到重，以产妇能承受为宜，做到既柔和均匀且有持久力。

● 什么是产后盆底功能康复训练？

盆底功能康复术就是利用生物工程技术、生物信息原理，监测盆底肌肉的肌电活动或阴道内压力的变化及腹部肌肉活动和逼尿肌的活动，同时将这些信息转化为听觉和视觉信号反馈，指导病人进行正确的、自主的盆底肌肉训练。从而增强产妇盆底肌张力、增加阴道紧缩度，以恢复松弛的盆底肌，达到提高性生活质量，同时有利于预防和治疗女性尿失禁、盆腔器官脱垂等的目的。

● 产后盆底功能康复训练的适应证和禁忌证有哪些？

（1）适应证：①盆底肌肉松弛，如产后 42 天的、30 岁以上已婚的妇女有盆底肌肉松弛者；②尿失禁，如压力性尿失禁（咳嗽等腹压增加时可能出现遗尿等症状）；③器官脱垂，如轻度或中度子宫脱垂、膀胱脱垂、肛门脱垂；④阴道异常，如阴道膨出、阴道松弛、阴道痉挛；⑤ 性生活不和谐，如性交疼痛、性欲下降、无性高潮等。

（2）禁忌证：阴道流血、泌尿生殖系统急性炎症、需要植入心脏起搏器、合并恶性盆腔器官肿瘤、智力障碍或不稳

定癫痫发作者等。

● 盆底肌肉松弛的表现有哪些?

（1）不自主漏尿、尿潴留；

（2）阴道口有脱出物；

（3）大便失禁、便秘；

（4）性生活质量下降，性交痛、性快感或性高潮缺失、性冷淡。

● 产后如何进行盆底功能康复自主训练?

（1）开始时间：一般产后 24 小时即可开始，当然应根据自身情况决定开始时间。

（2）方法：产妇平卧在床上，做如下两动作。缩肛动作，每次不少于 3 秒，150 次/天～200 次/天；收缩盆底肌（缩肛及阴道肌收缩同时进行），保持 3 秒～5 秒，放松 3 秒～5 秒，重复 10 次，每天 3 次。6 周～8 周为 1 个疗程。

● 如何利用盆底康复仪进行产后盆底功能康复训练?

（1）开始时间：产后 42 天即可开始利用盆底康复仪进行盆底肌肉锻炼并辅助生物反馈和电刺激的康复治疗。

（2）方法：仪器训练需到医院，在康复治疗师的指导下进行；每次治疗 15 分钟～30 分钟，每周进行 2 次或 3 次，1 个疗程为 10 次～15 次。第一个疗程结束后，根据产妇主观症状和客观标准的变化来评价疗效，并决定是否需做第 2 个疗程。

● 产后复查的时间和内容是什么？

（1）时间：产后 42 天。

（2）内容：产妇全身情况和妇科检查，特别是生殖器官的恢复情况。全身检查主要是测血压、脉搏、查血常规和尿常规，妇科检查主要了解盆腔内生殖器官是否已恢复至未孕状态。

● 产妇如何避孕？

产后 42 天内应避免性交。根据产后检查情况，恢复正常性生活。哺乳的产妇月经未来潮前仍有受孕的可能，因此应注意避孕。母乳喂养的母亲宜选用工具避孕，不哺乳者可选用药物避孕。如果无异常情况，自然分娩的产妇产后 3 个月、剖宫产的产妇产后 6 个月，可安置宫内节育环避孕。

（姚建蓉　肖林春　罗万英）

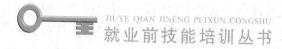

就业前技能培训丛书

月嫂家政服务一点通

异常妊娠及分娩妇女的护理

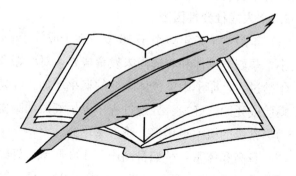

● 什么是高危妊娠？

高危妊娠是指在妊娠期间发生了某种并发症、合并症，以及出现了个人或社会方面的不良因素，可能对孕产妇、胎儿、新生儿造成危害，需密切观察和监护的妊娠。具有上述高危妊娠因素的孕妇称为高危孕妇。定期产前检查是及早发现和治疗高危妊娠及高危孕妇的最重要方法。

● 哪些情况属于高危妊娠？

1. 疾病因素

（1）各种妊娠合并症：如心脏病、糖尿病、高血压、肝炎、恶性肿瘤、性传播疾病、精神异常等。

（2）异常妊娠和分娩史：如异位妊娠史、多次自然流产史、早产史、死胎或死产史、难产史、新生儿畸形史、新生儿死亡史、新生儿有先天性或遗传性疾病史等。

（3）本次妊娠的异常情况：如妊娠早期接触大量化学性毒物、放射线等，妊娠期并发前置胎盘、胎盘早期剥离、妊娠期高血压疾病、羊水过多或过少等。

2. 个人或社会性因素

（1）年龄：孕妇年龄小于 16 岁或大于或等于 35 岁。年龄太小，孕妇的身体和心理尚未发育成熟，对妊娠和分娩不利；年龄过大，卵子中染色体畸变的概率增加，容易发生流产、畸胎或死胎，妊娠、分娩过程中发生妊娠期高血压疾病及产力异常等的概率也增多，难产率增高。

（2）身高和体重：孕妇身高小于 140 厘米，妊娠前体质指数［体重（千克）/身高（米）^{2}］大于 24。身材矮小者易并发骨盆狭窄；体型矮胖者易发生妊娠期高血压疾病、难产等。

（3）不良生活习惯：如孕妇有吸烟、饮酒等不良生活习惯。孕妇吸烟或被动吸烟，可使子宫及胎盘血管收缩，影响胎儿发育，导致新生儿出生体重过低、大脑发育迟缓、先天性心脏病等，而且流产、死胎、早产、新生儿死亡的发生率增加。酗酒后受孕可以导致胎儿发育迟缓、智力低下。所谓"星期日婴儿"是指在假日狂欢酗酒后孕育的婴儿，这些婴儿可有智力缺陷。

（4）家庭经济条件：家庭收入低下、居住条件差等不利于妊娠和产后康复。

● 什么是前置胎盘？

正常胎盘附着于子宫体部的前壁、后壁或侧壁。妊娠28周以后，如果胎盘附着于子宫下段，甚至胎盘下缘达到或覆盖宫颈内口处，其位置低于胎儿的先露部，称为前置胎盘。前置胎盘是妊娠晚期出血的主要原因之一，是妊娠期的严重并发症，处理不当可危及母婴生命。

● 前置胎盘的发生原因是什么？

前置胎盘的发生原因目前尚不明确，可能与以下因素有关：①子宫内膜病变，如多次刮宫、产褥感染等导致子宫内膜炎或子宫内膜损伤；②胎盘面积过大，如多胎妊娠；③受精卵发育迟缓等。

● 前置胎盘的临床表现有哪些？

妊娠晚期或临产时，发生无诱因、无痛性反复阴道流血是前置胎盘的主要症状，偶尔发生于妊娠20周左右。由于反复多次或大量阴道流血，孕妇可出现贫血征象，贫血程度与出血量成正比；出血严重者可发生休克，胎儿缺氧、窘迫，甚至死亡。

● 前置胎盘的处理原则是什么?

前置胎盘的处理原则是止血、纠正贫血和预防感染。根据出血量的多少、孕妇的一般情况、妊娠周数、胎儿成熟度等情况制订具体方案。如果妊娠不足 36 周或估计胎儿体重小于 2 300 克，阴道流血量不多，孕妇一般情况较好，胎儿存活者，可实施期待疗法，目的是在保证孕妇安全的前提下保胎，使胎儿能达到或接近足月。如果孕妇入院时即有大量阴道流血甚至失血性休克，或在期待疗法过程中发生了大出血，或出血量虽少但妊娠已近足月或已临产者，应采取积极措施终止妊娠。

● 前置胎盘的护理要点有哪些?

（1）注意休息：尤以左侧卧位为佳，必要时遵医嘱住院治疗。

（2）预防感染：鼓励孕妇多进食高蛋白质以及含铁丰富的食物，如动物肝脏、绿叶蔬菜、豆类等；保持会阴部清洁，有阴道流血时及时擦洗。

（3）监测孕妇和胎儿的状况：观察孕妇有无阴道流血，监测胎动、胎心，发现异常及时到医院就诊。

（4）预防产后出血和感染：胎儿娩出后，注意观察产妇的生命体征以及意识、面色等；密切注意子宫收缩、阴道流血的情况；保持会阴部清洁，每天擦洗会阴 2 次或 3 次。

● 什么是胎盘早剥？

妊娠 20 周以后或分娩期，正常位置的胎盘在胎儿娩出前，部分或全部从子宫壁剥离，称为胎盘早期剥离，简称胎盘早剥。胎盘早剥是妊娠晚期的严重并发症，常常起病急、进展快，若处理不及时，可危及母婴生命。

● 胎盘早剥的原因是什么？

胎盘早剥的原因目前尚不十分清楚，其发生可能与以下因素有关：①血管病变，如妊娠期高血压疾病、慢性高血压；②机械性因素，如腹部受到撞击、挤压或发生摔伤等；③妊娠晚期或临产后，若孕妇长时间取仰卧位，巨大的妊娠子宫压迫下腔静脉，回心血量减少，子宫静脉压突然升高，易发生胎盘早剥。

● 胎盘早剥的临床表现有哪些？

胎盘早剥的临床表现主要为妊娠晚期突然发生的持续性腹痛，伴有或不伴有阴道流血。

● 胎盘早剥的处理原则是什么？

胎盘早剥的处理原则是纠正休克，及时终止妊娠。如果孕妇情况危重，处于休克状态，应及时输入新鲜血液，补充血容量，胎盘早剥一旦确诊必须及时终止妊娠。

● 什么是妊娠期高血压疾病？

妊娠期高血压疾病曾称妊娠高血压综合征，简称妊高征，是妊娠期特有的疾病。多数病例在妊娠期出现一过性高血压、蛋白尿等症状，分娩后随之消失。该病严重危害母婴健康，是导致孕产妇及围生儿死亡的重要原因之一。

● 哪些人容易发生妊娠期高血压疾病？

（1）年龄小于 18 岁或大于 40 岁。

（2）社会经济状况差，患有营养不良、贫血等。

（3）初产妇，多胎妊娠，合并糖尿病、慢性高血压、慢性肾炎等。

（4）有妊娠期高血压疾病史及家族史，特别是其母亲有妊娠期高血压疾病史者。

● 妊娠期高血压疾病有哪些危害？

妊娠期高血压疾病的危害源于本病的基本病理生理变化：全身小动脉痉挛。由于小动脉痉挛，造成全身各系统各器官血液灌流减少，各组织器官受到不同程度的损害，如心、肾、肝、脑及胎盘等受损时可导致心力衰竭、肾衰竭、肝细胞坏死、抽搐、昏迷、脑水肿、脑出血、胎盘绒毛退行性改变、胎盘早剥以及凝血功能障碍等。

● 妊娠期高血压疾病的分类及临床表现有哪些？

妊娠期高血压疾病的分类及临床表现见下表。

分　类	症　状　与　体　征
妊娠期高血压	血压高于或等于 140/90 毫米汞柱，妊娠期首次出现，产后 12 周恢复；尿蛋白（－）；可伴有上腹部不适或血小板减少，产后方可确诊。

分　类	症状与体征
子痫前期轻度	血压高于或等于 140/90 毫米汞柱，妊娠 20 周以后出现；尿蛋白大于或等于 300 毫克/24 小时，或（+）；可伴有上腹部不适、头痛等。
子痫前期重度	血压高于或等于 160/110 毫米汞柱；尿蛋白大于或等于 2.0g/24 小时或（++）；血肌酐大于 106 微摩尔/升；血小板小于 100×10^9/升；微血管病性溶血（血乳酸脱氢酶升高）；血清丙氨酸转氨酶或天冬氨酸转氨酶升高；持续性头痛或视觉障碍；持续性上腹部不适。
子痫	子痫前期孕妇发生了抽搐而不能用其他原因解释。
慢性高血压	高血压孕妇妊娠 20 周以前无尿蛋白者，之后出现尿蛋白大于或等于 300 毫克/24 小时。
并发子痫前期	高血压孕妇妊娠 20 周前突然尿蛋白增加，血压进一步升高或血小板小于 100×10^9/升。
妊娠合并慢性高血压	血压高于或等于 140/90 毫米汞柱，孕前或孕 20 周以前或孕 20 周以后首次诊断高血压并持续到产后 12 周以后。

● 子痫抽搐是怎么回事？

　　典型的子痫抽搐过程为：突然意识丧失、眼球固定、牙关紧闭、口吐白沫、口角及面部肌肉颤动，数秒钟后全身及四肢肌肉发生强烈的抽动。抽搐时呼吸暂停，面色青紫。持续 1 分钟~1.5 分钟后全身肌肉松弛，深长吸气，发出鼾声而恢复呼吸。抽搐次数少且间隔时间长者，抽搐后很快即可苏醒；若抽搐频繁且持续时间较长，患者可陷入深昏迷状态。抽搐过程中易发生跌倒、摔伤、舌唇咬伤等，舌后坠或昏迷时吸入呕吐物可造成窒息或吸入性肺炎。

● 妊娠期高血压疾病孕妇的护理措施有哪些？

（1）保证休息与睡眠。可在家休息，但应适当减轻工作量，保持环境安静，保证每天 8 小时～10 小时的睡眠。在休息和睡眠时多取左侧卧位，以改善子宫胎盘的血液循环。

（2）保持心情愉快。孕妇应合理安排工作和生活，既不感到紧张劳累，也不觉得单调郁闷。

（3）调整饮食。孕妇需摄入足够的蛋白质（每天摄入量大于 100 克）、蔬菜，补充维生素、铁和钙剂。水肿不明显者不必严格限制食盐。

（4）加强产前保健。根据医生的建议进行产前检查，密切监测病情变化，防止发展为重症。

● 子痫前期的处理原则是什么？

子痫前期的孕妇应住院治疗，防止发生子痫及并发症。治疗原则为解痉、降压、镇静、合理扩容，必要时利尿，适时终止妊娠。

● 子痫孕妇的护理有哪些注意事项？

（1）尽快控制抽搐：孕妇一旦发生抽搐，应立即呼救，医护人员会尽快控制抽搐。

（2）防止受伤：①专人守护，防止坠床；②将孕妇的头偏向一侧，以防吸入呼吸道分泌物造成窒息；③用缠好干净纱布或布料的舌钳或筷子放于上、下牙列间以防咬伤唇舌；④在孕妇昏迷或未完全清醒时，禁止给予一切饮食和口服药，防止误入呼吸道而致吸入性肺炎。

（3）防止再次抽搐：保持房间安静、光线暗淡，尽量少打扰孕妇休息。

（4）严密监护：密切监测孕妇血压、脉搏、呼吸、体温及尿量的变化。

（5）做好终止妊娠的准备：子痫发作者往往在发作后自然临产，应做好母婴用物准备。

● 什么是早产？

早产是指妊娠满 28 周至不满 37 周期间分娩者。此时娩出的新生儿称为早产儿，早产儿的各器官发育不成熟，出生体重多低于 2 500 克。早产占分娩总数的 5%～15%，早产儿中约有 15% 于新生儿期死亡。

● 为什么会发生早产？

（1）孕妇方面的因素：孕妇合并感染性疾病、子宫肌瘤等。

（2）胎儿及胎盘方面的因素：如前置胎盘、胎盘早剥、胎膜早破、羊水过多等。

● 早产有哪些临床表现？

早产最主要的临床表现为子宫收缩，最初为不规则宫缩，逐渐发展为规律宫缩，常伴有少量阴道流血或血性分泌物。规律的宫缩与足月临产相似，可促使宫颈管消退，宫口扩张。

● 早产的处理原则是什么？

若胎儿状况良好、胎膜未破，应设法抑制宫缩，尽量维

持妊娠；若胎膜已破，早产已不可避免，则应尽可能地提高早产儿的存活率。

● 早产妇女的护理要点有哪些？

（1）提供心理支持。由于早产是出乎意料的，孕妇多没有精神和物质方面的准备，丈夫、家人和护理人员陪伴在旁提供心理支持非常重要，可帮助早产妇女重建自尊，以良好的心态承担早产儿母亲的角色。

（2）及时准确用药。药物治疗是防止早产的主要措施之一，应保证药物的及时和准确使用。

（3）做好分娩准备。如果早产已不可避免，应协助家属做好产妇及新生儿的用物准备。

● 如何预防早产？

（1）定期产前检查，及时发现和治疗可能引起早产的因素。

（2）适当减轻工作量，保证充足的休息与睡眠。休息时以左侧卧位为宜，以增加子宫血液循环量，改善胎儿的血氧供应。

（3）加强营养，保持心情愉快。

（4）避免可能诱发宫缩的活动，妊娠头 3 个月和后 3 个月应避免性生活、避免抬举重物等。

（5）宫颈内口松弛者应于妊娠 14 周～18 周行宫颈环扎术。

● 什么是胎儿生长受限？

胎儿生长受限是指妊娠 37 周以后，胎儿出生时体重低于 2 500 克，或者低于同孕龄平均体重的 2 个标准差；或低于同孕龄正常体重的第 10 百分位数。发生胎儿生长受限围生儿死亡率为正常围生儿的 4 倍～6 倍。

● 胎儿生长受限的危险因素是什么？

（1）孕妇因素：孕妇偏食、妊娠剧吐等造成营养不足，孕妇有妊娠并发症或合并症，孕妇吸烟、酗酒等。

（2）胎儿因素：胎儿宫内感染、胎儿基因或染色体异常等。

（3）胎盘及脐带因素：胎盘异常，脐带过长、过细、打结等造成胎盘血流量减少、胎儿血液供应不足。

● 胎儿生长受限的临床表现有哪些？

（1）宫高和腹围：连续 3 周测量宫高和腹围，其值均在第 10 百分位数以下。

（2）孕妇体重：妊娠晚期，孕妇的体重应每周增加 0.5 千克，若停止增长或增长过缓时应考虑为胎儿生长受限。

● 胎儿生长受限的治疗原则是什么？

积极处理高危因素，治疗越早、效果越好，早于 32 周开始治疗效果好，晚于 36 周治疗效果差。

● 胎儿生长受限孕妇的护理措施有哪些？

（1）休息与营养：卧床休息，多左侧卧位；进食高热能、高蛋白质食物，补充各种维生素、矿物质，禁烟、酒。

（2）心理支持：鼓励孕妇及其家属参与治疗和护理决

策，增强其战胜疾病的信心。

（3）药物治疗的护理：保证治疗药物及时服用或输入。

（4）定期产前检查：按医生要求进行产前检查以了解治疗效果；提醒孕妇自己数胎动，发现异常及时就诊。

● 如何预防胎儿生长受限？

（1）定期产前检查，早发现、早诊断、早治疗。

（2）避免接触有害毒物，禁烟、酒，在医生指导下用药。

（3）休息时尽量取左侧卧位，鼓励孕妇进食高热能、高蛋白质食物。

● 什么是胎儿窘迫？

胎儿窘迫是指胎儿在子宫内有缺氧征象，危及其健康和生命的综合症状，分为急性和慢性胎儿窘迫。急性胎儿窘迫多发生于分娩期，而慢性胎儿窘迫多发生于妊娠晚期。

● 胎儿窘迫的原因是什么？

（1）母体因素：孕妇患有妊娠期高血压疾病、心脏病、产前出血性疾病、产程延长、胎膜早破、长时间仰卧位等。

（2）胎儿因素：胎儿患有严重的先天性心血管疾病、胎儿畸形、胎儿宫内感染等。

（3）胎盘、脐带因素：脐带长度异常、打结、扭转、狭窄等导致脐带血液循环受阻，胎盘功能低下如过期妊娠、胎盘发育不良、胎盘感染、胎盘早剥等。

● 胎儿窘迫的临床表现有哪些？

（1）胎动的变化：急性胎儿窘迫初期，孕妇自感胎动频繁，继而转弱、次数减少，最后消失。

（2）胎心率的变化：胎儿缺氧初期，胎心率大于160次/分；继而胎心率减慢，小于120次/分。胎心电子监护可出现频繁的晚期减速、重度变异减速等。

（3）羊水污染：胎儿缺氧，羊水可被胎儿排出的胎粪污染而呈现浅绿色、黄绿色、棕黄色。

● 胎儿窘迫的处理原则是什么？

急性胎儿窘迫应采取果断措施改善胎儿缺氧状态，纠正病因，尽快终止妊娠。慢性胎儿窘迫则应针对病因，视妊娠周数、胎儿成熟度以及胎儿窘迫的严重程度决定处理原则。

● 胎儿窘迫孕妇的护理措施有哪些？

（1）孕妇左侧卧位、吸氧；密切观察胎心率的变化，一般15分钟监测1次，最好使用胎心电子监护。

（2）做好阴道助产或剖宫产准备，尽快娩出胎儿。

（3）做好新生儿抢救的物资和药品准备。

（4）及时告知孕妇及其家属有关治疗和护理的信息，减轻或消除其紧张和恐惧心理。

● 什么是妊娠期肝内胆汁淤积症？

妊娠期肝内胆汁淤积症是妊娠中、晚期特有的并发症，临床上以皮肤瘙痒和黄疸为特征，主要危害胎儿，使围生儿发病率和死亡率增高。

● 妊娠期肝内胆汁淤积症对母婴有哪些影响?

妊娠期肝内胆汁淤积症孕妇脂溶性维生素 K 吸收减少,导致凝血功能障碍,易发生产后出血。由于胆汁酸的毒性作用,可发生胎膜早破、胎儿窘迫、自发性早产、胎儿生长受限、胎儿宫内死亡以及新生儿颅内出血、新生儿神经系统后遗症等,使围生儿发病率和死亡率明显升高。

● 妊娠期肝内胆汁淤积症孕妇有哪些临床表现?

(1)瘙痒:常常是首发症状,有时是唯一的症状,约80%的孕妇在妊娠 30 周左右出现,有的甚至更早。瘙痒常先从手掌和脚掌开始,然后逐渐发展到四肢、躯干、面部。瘙痒程度不一,常呈持续性,白天轻、晚上加剧甚至使其无法入睡。

(2)黄疸:瘙痒发生后数天至数周,部分孕妇出现黄疸,黄疸程度一般较轻,且大多在产后数天内消退。

(3)其他:严重瘙痒时出现失眠、厌食、恶心、呕吐等。

(4)血清胆汁酸升高:妊娠期肝内胆汁淤积症孕妇血清总胆汁酸显著增高,可达正常水平的 100 倍,是妊娠期肝内胆汁淤积症最主要的特异性实验室检验证据。

● 妊娠期肝内胆汁淤积症的处理原则是什么?

药物治疗降低血清胆汁酸水平,以缓解瘙痒症状;改善肝功能，减轻对母婴的不良影响。

● 妊娠期肝内胆汁淤积症孕妇的护理措施有哪些?

（1）严密监护胎儿宫内情况：孕妇应按医生要求自己数胎动，发现异常及时通知医生。

（2）用药护理：用于治疗妊娠期肝内胆汁淤积症的药物主要有地塞米松、熊去氧胆酸。在用药的过程中，应注意观察孕妇瘙痒症状是否得到缓解。

（3）向孕妇提供心理支持，减轻她们的紧张和恐惧心理；鼓励孕妇及其家属参与治疗和护理决策，增强其战胜疾病的信心。

● 什么是胎膜早破?

在临产前胎膜破裂称为胎膜早破。胎膜早破可能导致脐带脱垂、早产、母婴感染等。

● 胎膜早破的原因是什么?

导致胎膜早破的原因很多，常是多种原因综合作用的结果，如生殖道病原微生物上行性感染、机械性刺激、宫颈内口松弛、羊膜腔内压力升高、胎膜发育不良等。

● 胎膜早破的临床表现有哪些?

（1）孕妇突感有较多液体从阴道流出，继而少量间断性排出，当咳嗽、打喷嚏、负重等使腹压增加时，羊水流出增多。

（2）肛诊将胎先露上推时可见流出液量增多。

就业前技能培训丛书

月嫂家政服务一点通

● 胎膜早破的处理原则是什么?

妊娠 28 周～35 周，羊水池深度大于或等于 3 厘米，无感染征象者进行保胎治疗；妊娠 35 周以上，分娩已经发动者，可终止妊娠。

● 胎膜早破孕妇的护理措施有哪些?

（1）预防脐带脱垂：发现阴道流液后，孕妇应卧床休息，可采取左侧卧位，抬高臀部。

（2）观察胎儿情况：认真计数胎动，有条件者观察胎心率的变化。

（3）观察羊水情况：注意观察羊水的颜色、性状、气味，若羊水被胎粪污染，则是胎儿宫内缺氧的表现，应立即给予吸氧等处理。

（4）预防感染：保持外阴部清洁，每天用消毒液擦洗外阴 2 次；观察有无感染征象，如体温升高、脉搏增快、阴道分泌物有异味等，按医嘱预防性使用抗生素。

（5）心理支持：采用恰当的沟通交流技巧，减轻或消除孕妇及其家属的紧张和恐惧心理。

● 妊娠合并心脏病孕妇为什么易发生心力衰竭?

（1）妊娠期：从妊娠第 6 周开始，孕妇的血容量逐渐增加，至 32 周～34 周达到高峰，比未孕时增加 30％～45％，从而导致心率增快、心排血量增加、心脏负担加重。

（2）分娩期：是心脏负担最重的时期。第一产程，每次子宫收缩 250 毫升～500 毫升血液被挤入体循环，加重了心脏负担。第二产程，由于腹肌、骨骼肌参与收缩活动，回心血量进一步增加。第三产程，随着胎儿、胎盘的娩出，子宫收缩时大量血液进入体循环，同时腹腔内压力骤然下降，大量血液向内脏灌注，造成血流动力学的急剧变化，使功能不良的心脏极易发生心力衰竭。

（3）产褥期：产后 3 天内，由于子宫的缩复作用使部分血液进入体循环，同时组织间潴留的液体也开始回到体循环，导致回心血量暂时性增加，加重了心脏负担，因此仍应警惕心力衰竭的发生。

● 早期心力衰竭的临床表现有哪些？

（1）轻微活动后即感心悸、胸闷、气紧。

（2）夜间常因感胸闷而坐起呼吸，或需到窗口呼吸新鲜空气。

（3）休息时心率超过 110 次/分，呼吸超过 20 次/分。

（4）肺底部出现少量持续性湿啰音，咳嗽后不消失。

● 妊娠合并心脏病孕妇的处理原则是什么？

患有心脏病的孕妇的主要死亡原因是心力衰竭和严重感染，因此，妊娠合并心脏病的治疗原则是防治心力衰竭和感染。

● 妊娠合并心脏病孕妇的护理要点有哪些？

（1）加强产前检查。心脏病病人应从确定妊娠时即开始进行产前检查，检查的次数和间隔时间与普通孕妇有所不同。妊娠 20 周以前，每 2 周 1 次，20 周以后每周 1 次，检查时除一般产科检查外，还应重点检查心脏功能情况。

101

（2）充分休息。合并心脏病的孕妇应减轻工作量，避免过度劳累。保证每天睡 10 小时以上，最好有 1 小时～2 小时的午休时间，休息时宜采取半卧位或左侧卧位。

（3）科学膳食。注意摄入高蛋白质、高热能、高维生素、低盐、低脂肪及富含铁、锌、钙等的食物；少食多餐，多吃蔬菜、水果以防便秘；适当控制体重，整个孕期的体重增长不宜超过 10 千克。

（4）心理支持。向孕妇及其家属介绍预防心力衰竭的方法，以及发生心力衰竭后的急救措施、与医院联系的方法等，以期安全度过妊娠期。

（5）积极预防和控制诱发心力衰竭的潜在因素。诱发心力衰竭的因素常见的有上呼吸道感染、心律失常、贫血、情绪激动等。因此，合并心脏病的孕妇应保持良好的卫生习惯，预防呼吸道感染，积极治疗贫血，保持愉快的心情等。

（6）必要时住院治疗。心功能为Ⅰ级～Ⅱ级者应在妊娠36 周～38 周住院待产，心功能Ⅲ级及以上者应立即住院治疗。

● 妊娠合并心脏病待产妇的护理要点有哪些？

（1）待产妇宜采取左侧卧位，上半身抬高 30 度。

（2）严密观察病情及产程进展情况：严密监测待产妇的脉搏、心率、呼吸、血压，观察产程进展情况，发现异常及时处理。

（3）缩短第二产程：鼓励待产妇使用非药物镇痛技巧减轻不适感；子宫口开全后，尽早行会阴切开；使用胎头吸引或产钳助产术尽快结束分娩。

（4）加强心理支持：提供专人守护，给予心理支持，以免待产妇过分激动，必要时按医嘱给予镇静剂。

● 妊娠合并心脏病产妇的护理要点有哪些？

（1）严密监测生命体征：产后 72 小时内严密观察产妇的脉搏、呼吸、血压等生命体征，正确识别心力衰竭的早期征象。胎儿娩出后，可在产妇腹部放置沙袋以防腹压骤降诱发心力衰竭。

（2）注意休息：限制探视人数，保持安静，保证产妇有足够的休息时间；产后 24 小时内绝对卧床休息，24 小时后根据病情决定可否下床活动。

（3）合理营养：产后应摄取清淡饮食，防止便秘，必要时遵医嘱给予缓泻剂。

（4）预防感染：产后预防性使用抗生素，保持产妇口腔及外阴部清洁。

（5）喂养方式的选择：心功能为Ⅰ级～Ⅱ级者可行母乳喂养，但应避免过度劳累；心功能为Ⅲ级及以上者应及时退乳，行人工喂养。

（6）防止发生产后出血：严密观察子宫收缩及阴道流血的情况，提醒产妇及时排空膀胱，以免发生产后出血。

（7）其他：避免过分激动，产褥期应禁止过性生活，定期产后复查。

● 什么是妊娠合并糖尿病？

妊娠合并糖尿病包括两种情况，即在妊娠前已被诊断患有糖尿病和妊娠后才发生或首次发现糖尿病。更为常见的为后者即妊娠糖尿病，占糖尿病孕妇的 80％以上。妊娠合并糖尿病的临床经过复杂，严重危害母婴健康和生命安全，虽多数妇女在产后糖代谢异常可恢复正常，但将来患糖尿病的概率增加。

● 妊娠合并糖尿病对孕妇、胎儿及新生儿有哪些影响？

（1）对孕妇的影响：患妊娠期高血压疾病的发生率是正常妇女的 3 倍～5 倍，羊水过多的发生率较非糖尿病孕妇多 10 倍，易发生泌尿系统感染、难产、产道损伤、产后出血。

（2）对胎儿的影响：可致胚胎发育异常，甚至死亡，流产发生率达 15%～30%；巨大儿发生率高达 25%～42%；胎儿生长受限发生率达 21%；胎儿畸形率达 6%～8%；早产发生率达 10%～25%。

（3）对新生儿的影响：新生儿易发生低血糖、呼吸窘迫综合征。

● 如何发现妊娠合并糖尿病？

妊娠 24 周～28 周，产前检查时产科医生会对每一个孕妇进行糖筛查试验。如果结果不正常，医生会对孕妇进行其他检查以进一步诊断是否患有糖尿病。

● 妊娠合并糖尿病孕妇的护理要点有哪些？

（1）定期产前检查：妊娠前已患有糖尿病者应增加产前检查的次数，28 周以前每 2 周 1 次，28 周以后每周 1 次，必要时住院治疗。

（2）饮食：糖尿病孕妇进行饮食控制非常重要，最好控制餐后 1 小时血糖在 8 毫摩尔/升以下。因此，孕妇可咨询营养师，必要时请营养师制订饮食计划，做到孕妇无饥饿感并且血糖也控制在正常水平。

（3）运动：适当的运动可避免体重过度增长，改善血糖及脂代谢紊乱。可选择散步、中速步行等运动，每天至少运动1次，于餐后1小时进行，持续20分钟～40分钟。

（4）药物：妊娠以后不宜口服降糖药，需要药物治疗时通常选择胰岛素治疗。

（5）监测胎儿宫内健康状况：孕妇应认真计数胎动，发现异常时及时告诉医生。

● 妊娠合并糖尿病待产妇的护理要点有哪些？

（1）监测血糖变化，观察孕妇有无低血糖症状。

（2）密切监测宫缩、胎心变化，尽量缩短产程，做好抢救新生儿准备。

（3）新生儿处理：均按早产儿处理。

● 妊娠合并糖尿病产妇的护理要点有哪些？

（1）保持皮肤和会阴部清洁，注意保暖，防止发生感染。

（2）无特殊情况应鼓励母乳喂养，以增强新生儿的免疫力。

（3）继续监测产妇血糖变化，根据血糖浓度调整胰岛素用量。

（4）产后定期接受内科和产科复查，根据复查结果重新评价糖尿病状况。

● 妊娠合并糖尿病妇女的新生儿护理要点有哪些？

（1）不管体重是多少均按早产儿护理。

（2）注意保暖，尽早给新生儿喂糖水。

（3）接受胰岛素治疗的母亲可以进行母乳喂养。

（4）观察新生儿有无低血糖、呼吸窘迫综合征等并发症。

● 什么是急产？急产有哪些危害？

总产程不足 3 小时，称为急产，多见于经产妇，常由宫缩过强、过频所致。急产易发生产道损伤、胎儿缺氧、胎死宫内或新生儿外伤等。

● 最常见的正常胎位和异常胎位分别是什么？

最常见的正常胎位是枕前位，约占 90%。最常见的异常胎位是臀位，占足月分娩总数的 3%～4%，异常胎位可致难产、手术产机会增加、新生儿产伤等不良后果。

● 什么是巨大儿？

出生体重达到或超过 4 000 克即称为巨大儿，约占出生总数的 6.4%，多见于父母身材高大、妊娠合并糖尿病、过期妊娠等。其可引起头盆不称、难产、软产道损伤、新生儿产伤等不良后果。

● 什么是产后出血？产后出血有哪些严重后果？

胎儿娩出后 24 小时内出血量超过 500 毫升者称为产后出血。产后出血是分娩期的严重并发症，是我国目前孕产妇死亡的首要原因，发生率占分娩总数的 2%～3%。如果在短时间内大量失血可致产妇迅速发生失血性休克，甚至危及产妇生命。如果休克时间过长可引起脑垂体缺血性坏死而继发严重的腺垂体功能减退，从而发生甲状腺、性腺、肾上腺皮质功能低下，各种激素分泌受到影响，表现为消瘦、乏力、脱发、畏寒、闭经、乳房萎缩等，严重者可致死亡。

● 导致产后出血的原因是什么？

子宫收缩乏力、胎盘因素、软产道裂伤和凝血功能障碍是引起产后出血的四大原因，其中以子宫收缩乏力最为常见，占产后出血总数的 70%～80%。

● 产后出血的临床表现有哪些？

产后出血的临床表现主要为阴道流血过多引起的相应症状和体征。产妇表现为面色苍白、出冷汗、头晕、心慌、自诉口渴；检查可发现产妇脉搏细弱、血压下降、子宫底升高、子宫松软、轮廓不清，按压子宫底有大量积血及血块排出。

● 产后出血的处理原则是什么？

针对出血原因，迅速止血；补充血容量，纠正失血性休克；防止感染。

● 如何预防产后出血？

（1）做好产前保健：对于合并凝血功能障碍和相关疾病而不宜妊娠的妇女，应治疗后再孕，必要时及时终止妊娠；对有可能发生产后出血的孕妇劝其提前入院。

（2）正确处理产程：第一产程应保证产妇充分休息，注意合理饮食，给予心理支持，减轻其紧张情绪；第二产程指导产妇适时、正确使用腹压；第三产程及时娩出胎盘，检查软产道有无损伤等。

（4）加强产后观察：80％的产后出血发生在产后 2 小时内，因此应密切观察产妇子宫收缩及阴道流血情况，发现异常应及时处理。

● 什么是羊水栓塞？

羊水栓塞是指在分娩过程中羊水突然进入母体血液循环而引起的急性肺栓塞、休克、弥散性血管内凝血、肾衰竭或突发死亡的严重分娩并发症。足月妊娠发生羊水栓塞时，产妇病死率高达 70％～80％。妊娠早、中期流产也可发生，但病情较轻，死亡较少见。

● 什么是产褥感染？

分娩过程中及产褥期生殖道受病原体侵袭而引起产妇局部或全身性感染称为产褥感染，其发病率约为 6％，是导致孕产妇死亡的四大原因（即产后出血、妊娠合并心脏病、子痫、产褥感染）之一。

● 发生产褥感染的原因是什么?

(1) 分娩破坏了女性生殖道防御功能,增加了病原体侵入生殖道的机会。

(2) 产妇体质虚弱、营养不良、贫血、患有慢性疾病或者妊娠晚期过性生活、胎膜早破、产程延长、产前产后出血过多、产科手术操作等,加上分娩过程中生殖器官受到不同程度的损伤,很容易感染。

(3) 有的产妇受传统习俗的影响不开窗通风、不刷牙、不洗澡;有些产妇讲究产后忌口,某些营养素如维生素和膳食纤维摄入不足等都可能导致产褥感染。

● 如何预防产褥感染?

(1) 产后休养环境应安静而舒适,保持空气流通;室温宜为18摄氏度~22摄氏度,室温的合理调节可避免产妇夏天中暑、冬天受凉;母婴应同室,要防止过分的吵闹和过多的探视,以保持室内安静。

(2) 保证产妇有充分的睡眠时间,避免过多干扰产妇休息的因素,以促进机体尽快康复。

(3) 应注意足够的热能摄入以及各种营养素的供给,以清淡、易消化的食物为宜,多进汤类食物和水。

(4) 养成良好的个人卫生习惯,坚持每天刷牙、洗手、梳头、用温开水冲洗会阴部、定时排尿,可以预防口腔疾病和生殖系统疾病的发生。

● 什么是产后心理障碍? 有哪些临床表现?

产后心理障碍是指分娩后发生的产后沮丧及产后抑郁,

其发病率尚无准确报道，国外报道发病率高达 30％。产后心理障碍对产妇身心康复及新生儿健康成长均有不良影响。

产后沮丧是轻度的产后抑郁，产妇主要表现为情绪不稳定、易哭、情绪低落、感觉孤独、焦虑、疲劳、易忘、失眠等，可持续数小时或数天甚至 2 周～3 周，可发生在产后任何时间，通常发生于产后 3 天～4 天，产后 5 天～14 天为高峰期。

产后抑郁表现为疲劳、注意不集中、失眠、乏力、对事物缺乏兴趣、社会行为退缩、失去生活自理及照顾新生儿的能力、自责、自罪、担心自己和新生儿受到伤害，重者有伤害婴儿或自我伤害的行为。一般发生在产后 2 周，可持续数周或 1 年，少数持续 1 年以上。

● 产后发生心理障碍的原因有哪些？

（1）生理性因素：一些研究者认为，产后产妇体内激素水平的巨大变化，尤其是产后雌激素、孕激素水平突然下降是产后心理障碍发生的可能原因及生物学基础。

（2）心理性因素：产妇分娩之后，家庭的重心从产妇转移到新生儿，使产妇产生爱被剥夺的感觉；需要接纳家庭新成员及新家庭，缺乏护理新生儿的能力和经验；具有焦虑和强迫个性特点的产妇以及过度自我控制或顺从的产妇是产后心理障碍的好发人群。

（3）社会性因素：孕产期发生了不良生活事件如丧失亲人、家庭关系较差、缺少家庭与社会支持，特别是缺少丈夫和长辈的支持以及产妇家庭经济困难、文化水平低等。

（4）其他因素：分娩的痛苦经历，妊娠期或分娩期并发症，助产或者手术产；家族有精神病史，特别是有抑郁症病史等遗传性因素，都是产后心理障碍发生率增高的因素。

● 如何预防产后心理障碍？

（1）倾听产妇诉说心理问题，做好心理疏通工作，解除不良的社会、心理性因素，减轻心理负担和躯体症状。

（2）对于有不良个性的产妇给予心理辅导，减少或避免精神刺激，减轻生活中的应激性压力。

（3）协助并促进产妇适应母亲角色，指导母婴交流、接触，培养产妇的自信。

（4）对于有抑郁症高危因素的产妇给予足够重视，积极发挥社会支持系统的作用，改善家庭关系和生活环境，高度警惕产妇的伤害性行为，注意安全保护，重症病人需要请心理医师治疗。

● 什么是产褥中暑？

产褥中暑是指产褥期的产妇在高温环境中，由于体内余热不能及时散发而引起中枢性体温调节功能障碍所导致的急性热病，表现为高热、水及电解质紊乱、循环衰竭、神经系统功能损害等。产褥中暑多起病急、发展快，处理不当可遗留严重的后遗症，甚至死亡。

● 发生产褥中暑的原因有哪些？

某些产妇受"旧习俗"的影响而紧闭门窗、深居室内、头戴帽子、身穿长袖和长裤，长期处于高温、高湿状态，严重影响产妇出汗散热。

● 产褥中暑有哪些临床表现?

(1) 中暑先兆:产妇表现为头晕、出汗、心慌、恶心、四肢无力等症状,此时体温正常或低热。若及时改善环境、补充水和盐分、进行通风,症状能迅速缓解。

(2) 轻度中暑:中暑先兆未得到及时控制时,产妇体温急剧升高到 38.5 摄氏度以上,面色潮红、胸闷、心率及呼吸加快、脉搏细速。

(3) 重度中暑:产妇体温继续升高到 41 摄氏度~42 摄氏度,面色苍白、呼吸急促,甚至出现意识不清、昏迷等中枢神经系统症状,数小时内可因呼吸、循环衰竭而死亡。

● 产褥中暑的急救措施有哪些?

(1) 迅速将产妇移至通风处,解开衣服。

(2) 用温水或酒精擦浴直至全身皮肤发红,在头颈、腋窝、腹股沟等区放置冰袋,以达到迅速降温的目的。

(3) 注意体温、心率的变化,当体温降至 37.5 摄氏度左右时,应暂停降温。

(4) 送医院治疗,纠正水、电解质紊乱。

● 如何预防产褥中暑?

保持居室通风(但应避免对流风),衣着应宽大透气,经常更换衣服、擦身或淋浴。有中暑先兆时,应立刻通风,鼓励产妇多饮冷开水。

(罗碧如)

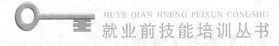

JIUYE QIAN JINENG PEIXUN CONGSHU
就业前技能培训丛书

月嫂家政服务一点通

新生儿的护理

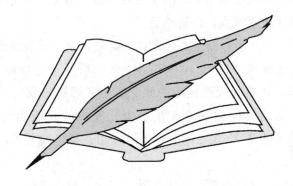

● 什么是足月新生儿？

足月新生儿是指孕龄满 37 周而不足 42 周，出生体重达到 2 500 克的新生儿。

● 足月新生儿有哪些生理特点？

（1）体温：新生儿体温中枢发育不完善，体温调节能力差，易受外界环境温度变化的影响。因此，新生儿体温不稳定，一般为 36.0 摄氏度～37.2 摄氏度。体温低于 36.0 摄氏度多见于室温较低、早产儿或感染等情况；体温超过 37.5 摄氏度多见于室温高、保暖过度或脱水等情况。

（2）皮肤黏膜：新生儿出生时体表覆盖一层白色乳酪状胎脂，它对皮肤具有保护作用。新生儿皮肤呈粉红色、薄嫩，易受损伤而发生感染。新生儿口腔黏膜血管丰富。两面颊部有较厚的脂肪层，称颊脂体，可帮助吸吮；硬腭中线两旁有黄白色小点，称为上皮珠，牙龈上有白色韧性小颗粒，称为牙齿粟粒点。上皮珠和牙齿粟粒点由上皮细胞堆积或黏液腺分泌物蓄积形成，出生后数周自然消失。切勿挑破上皮珠和牙齿粟粒点，以防感染。

（3）呼吸：新生儿代谢快，需氧量多，呼吸浅而快，初生时呼吸每分钟 40 次～60 次，2 天后降至每分钟 20 次～40 次，可有呼吸快慢不一致。新生儿呼吸易受哭闹、吸奶等活动的影响而加快。在新生儿安静时呼吸每分钟超过 60 次或少于 20 次，同时有口唇发绀、哭声微弱等，应及时就医。

（4）循环系统：新生儿耗氧量大，故心率较快，睡眠时平均心率为每分钟 120 次，醒时可增至每分钟 140 次～

160 次；在啼哭、吃奶等因素影响下有波动，范围为每分钟 90 次～160 次。新生儿血液多集中分布于躯干及内脏，因此四肢容易发冷、发绀，故应注意保暖。

（5）消化系统：新生儿吞咽功能完善，食管无蠕动，胃贲门括约肌不发达，吃奶后容易发生吐奶；消化道可分泌除胰淀粉酶外的其他消化酶。因此，新生儿消化蛋白质的能力较好，消化淀粉的能力相对较差。

（6）泌尿系统：新生儿的肾滤过能力、浓缩功能及调节功能较差，因此小便量少、次数多，出生 3 天以后每天可达 15 次～20 次。

（7）神经系统：新生儿大脑皮质及锥体束发育不成熟，所以新生儿动作慢而不协调，肌张力稍高，哭闹时可有肌强直，如四肢蜷曲等动作；大脑皮质兴奋性低，睡眠时间长，新生儿每天可睡 20 小时～22 小时；眼肌活动不协调，对明暗有感觉，喜好灯光，具有凝视和追视能力；味觉、触觉、温觉较灵敏，痛觉、嗅觉、听觉较迟钝；有吸吮、吞咽、觅食、握持、拥抱等先天性反射活动。

（8）免疫系统：新生儿在胎儿期从母体获得免疫球蛋白 G（IgG），故出生后 6 个月内具有抵抗某些传染病的免疫力；新生儿缺乏免疫球蛋白 A（IgA），易患消化道、呼吸道感染；新生儿自身产生的免疫球蛋白 M（IgM）不足，缺少补体及备解素，对革兰阴性细菌及真菌的免疫力差，易引起败血症。

（9）乳腺肿大及假月经：由于受胎盘分泌的雌激素、孕激素影响，新生儿出生后 3 天～4 天可出现乳腺肿胀，2 周～3 周自行消失。女婴出生后 1 周内，阴道可有白带及少量血性分泌物，持续 1 天～2 天自然消失。

（10）生理性黄疸：新生儿出生后 2 天～3 天出现皮肤、巩膜发黄，持续 4 天～10 天自然消退，称为生理性黄疸。

（11）生理性体重减轻：新生儿出生后 2 天～4 天摄入少，经皮肤及肺部排出的水分相对较多，可出现体重下降，属生理现象。下降范围一般不超过 10％，4 天后回升，7 天～10 天恢复到出生时的体重。

● 什么是"马牙"？

在新生儿的上颚中线和牙龈部位可见有米粒大小或绿豆大小的黄白色突起物，它就是人们常说的"马牙"，系上皮细胞堆积或黏液腺分泌物积留而形成。一般于出生后数周或数月自行消失，属正常现象，不应挑刮。因为新生儿的口腔黏膜很薄，血管很丰富，如有破口极易引起感染，甚至造成脓毒症（败血症）。

● 什么是"螳螂嘴"？

"螳螂嘴"实际上就是新生儿口腔两侧颊黏膜的隆起，为口腔黏膜下的脂肪组织，可以帮助婴儿有力地吸吮。每个新生儿都有"螳螂嘴"，只是大小不同罢了，属于正常的生理现象，随着吸吮期结束，就会慢慢消退，无须特殊处理。

● 新生儿具有哪些行为特征？

1. 睡眠和觉醒

新生儿有两个睡眠状态，即深睡和浅睡。新生儿每天睡眠时间需 20 小时以上，随着大脑皮质的发育，睡眠时间逐渐减少，觉醒时间逐渐延长。觉醒状态包括瞌睡、安静、活跃及哭闹。安静是一种满足的觉醒状态，处于该状态的新生儿可表现出自发性微笑、发声及身体移动。

2. 感 觉

新生儿的感觉行为是他与社会交往的开始，他用感觉行为与他人沟通。

（1）视觉：新生儿出生时，瞳孔就有对光反射，清晰视野的范围是 17 厘米～20 厘米，此距离大概是怀抱或喂哺孩子时母亲的脸与新生儿的脸之间的距离，有利于母子之间的情感交流。生后 2 周的新生儿能辨别颜色的组合形式。有研究结果证明，新生儿较喜欢黑白相间的颜色，而不喜欢单色或彩色。

（2）听觉：新生儿出生时听力就接近成人。90 分贝的声响能引起新生儿的惊跳反射；低频率的声音可以使新生儿活动减少或停止哭闹，高频率的声音可以引起新生儿的警觉反应。

（3）触觉：对新生儿身体任何部位的抚触都能引起反应，但以面部（特别是小嘴）、手指及脚趾最敏感。所以常拍拍他的小脸蛋、拉拉他的小手、挠挠他的小脚等都会使孩子感到舒适，培养与孩子的感情。

（4）味觉：新生儿的味觉在出生时已发育良好，所以可口的饮料尤其是甜味会激起其有力的吸吮。酸味、苦味会让其皱眉或拒绝继续吸吮。

（5）嗅觉：新生儿的嗅觉在出生时已发育较完善。因此，妈妈特有的气味使他能辨认出谁是自己的妈妈。

3. 反 射

（1）吸吮反射：新生儿出生时即存在，且永久保持。

（2）吞咽反射：新生儿出生时即存在，且永久保持。

（3）觅食反射：新生儿出生时即存在，持续 3 个月～

4 个月消失。

（4）握持反射：用一根手指靠近新生儿的手掌面，他会握住该手指。新生儿出生时即存在，持续 3 个月～4 个月消失。

（5）拥抱反射：为新生儿换衣服或尿布时，将其放在安全的台面上时，新生儿双手臂会突然伸出做拥抱状反应。新生儿出生时即存在，持续 3 个月～4 个月消失。

● 如何布置宝宝的房间？

（1）房间宽敞：可使妈妈与宝宝同居一室，让新生宝宝得到妈妈无微不至的照顾。

（2）房间向阳：房间的阳光充足，可以减少缺钙的发生。但要注意阳光不要直接射在宝宝的眼睛上。

（3）光线不要太暗：房间的采光，白天最好是自然光，晚上可选用光线柔和的壁灯。

（4）保持空气流通：冬季每天应通风 1 次或 2 次，每次半小时至一小时；夏季可整天开着窗户，但要注意不管怎样通风都不要让风直接吹到新生宝宝。宝宝的居室应避免病人进入，尤其是新生儿和早产儿的住处。

（5）适宜的温度和湿度：冬季室内温度在 18 摄氏度～20 摄氏度，早产儿应在 24 摄氏度～29 摄氏度。室内湿度以 60%～65% 为宜。

（6）床上用品：床上用品应均为纯棉的，新买的床上用品要用清水洗后再给宝宝铺用。宝宝的床垫应硬软适当，过软会影响其脊柱发育；小床四周要有护栏，但护栏不要用布单或小被围起来，否则小床通风不好。

● 新生儿睡觉需要枕头吗？

新生儿的脑袋特别大，几乎与肩同宽，而且其脊柱是直的，平躺时背和后脑在一个水平上。因此，一般情况下新生儿可不睡枕头。当然，如果宝宝经常吐奶，给宝宝枕一个很薄的枕头也是可以的，如将毛巾折叠一次替代枕头。

● 如何为新生儿创造良好的睡眠环境？

（1）保持室内安静，光线柔和、暗淡。

（2）保持室内空气流通，温度适宜。

（3）睡前不能将宝宝喂得太饱。

（4）睡前可做一些安静的游戏，不能让宝宝过于兴奋。

（5）夜间为宝宝喂奶或更换尿布后，不要过多地与宝宝说话。

● 各种睡姿有哪些特点？如何为新生儿选择睡姿？

（1）仰卧：易于观察宝宝的睡眠情况，但一旦发生呕吐时，呕吐物不易流出。

（2）侧卧：右侧卧可减少呛奶的发生，宝宝较少打鼾，但长时间采取侧卧宝宝会比较累。

（3）俯卧：宝宝有安全感，利于胃的蠕动，但容易引起窒息，四肢不易活动。

不要长时间将宝宝固定于一种睡姿，可在上述睡姿中进行变换。一般情况下，宝宝刚吃完奶睡下时采取右侧卧比较安全，一段时间后若宝宝没有发生吐奶等现象可将其变为仰卧位或俯卧位，但此时应有家长在旁观察。

● 如何抱新生儿？

（1）把两只手插到宝宝的颈项下面，轻轻托起头。

（2）左手托住颈后部，右手移到宝宝的臀部。

（3）靠近宝宝身体，两只手小心地将宝宝抱起。

（4）让宝宝的头贴近大人的左胸前，让他能够听见心跳的声音。

（5）当要将宝宝交给其他人抱时，接宝宝者应靠近抱宝宝者的身体，并将双手插到递宝宝者的胳膊之上。确定接宝宝者已抱住宝宝时，抱宝宝者才能抽出自己的胳膊。

● 如何为新生儿洗澡？

1. 为新生儿洗澡的目的

清洁皮肤，协助皮肤排泄和散热；促进血液循环，增加新陈代谢；活动肢体，观察全身皮肤的情况；增进情感交流。

2. 用物准备

浴盆、热水、婴儿沐浴露和洗发液、小面巾、浴巾、衣服、尿不湿、脐带消毒液、护臀霜、棉签。

3. 洗澡步骤

（1）关好门窗，冬天开启取暖器或浴霸，调节室温在26摄氏度～28摄氏度。

（2）洗澡前操作者应剪短指甲、洗净双手。

（3）浴盆内盛半盆热水，水温应为38摄氏度～42摄氏度，或用手腕测试至较暖即可；取婴儿沐浴露放入水中。

（4）将新生儿平放于床或带垫的平台上，脱去衣服及尿布，用浴巾包裹新生儿全身。

（5）为新生儿洗脸：用小面巾洗一侧眼睛，从眼睛内角向眼睛外角擦拭；洗另一侧眼睛时，用小面巾的另一面，仍由眼睛内角向眼睛外角擦拭。然后依次洗鼻部、嘴角、面部、颈部及耳廓。

（6）为新生儿洗头：抱起新生儿，用左手掌托住其头颈部，左拇指与中指分别将新生儿双耳廓折向前方，并轻轻按住，堵住外耳道口，防止水流入，左臂及腋下夹住新生儿臀部及下肢，将头移近浴盆边缘；右手抹上少量婴儿洗发液，柔和地按摩头部。然后清洗、擦干。

（7）将新生儿放入水中：解开浴巾，平铺于床上或带垫的平台上，以左手握住新生儿左肩及腋窝处，使其头颈部枕于操作者左前臂，用右手托住新生儿臀部，轻轻放入水中。

（8）为新生儿洗身子：松开右手，用小毛巾依次洗净新生儿的颈下、前胸、双上肢、腋下、腹部、双下肢、背腰、臀部、会阴，洗完后抱起新生儿放在已经铺好的浴巾上，迅速裹住身子，并轻轻擦干水。

（9）用干棉签蘸干脐窝残留的水分，用蘸消毒液的棉签以螺旋式消毒脐带断面和脐窝两遍。

（10）在新生儿的颈部、腋窝等皱褶处撒上少许爽身粉，臀部涂上 2％鞣酸软膏或其他护臀霜以防止红臀或尿布疹。

（11）穿好衣服，兜上尿布，清理用物。

（12）操作者洗干净双手。

4. 洗澡注意事项

（1）室温 26 摄氏度～28 摄氏度，水温 38 摄氏度～42 摄氏度，用手腕测试较暖即可。

（2）沐浴前不要喂奶，新生儿出生后体温未稳定前不宜沐浴。

（3）采用专门的沐浴用品，新生儿沐浴完，将浴盆清洁后晾干。

（4）动作轻而敏捷，沐浴过程中手始终应接触和保护新生儿。

● 如何为新生儿更换尿布？

1. 更换尿布前的准备工作

（1）用物准备：尿布、湿纸巾、护臀霜、消毒液及消毒棉签、小毛巾、温热水。

（2）操作者剪短手指甲，取下手表、戒指等饰物，洗净双手。

2. 步　骤

（1）打开尿不湿的粘扣，并将粘扣向内粘牢，避免粘扣划伤新生儿皮肤。然后轻抬新生儿双脚，抽取一张湿纸巾从前向后擦拭臀部，抽出脏尿布。

（2）若是大便后更换尿布，应用温热水洗净臀部；若是小便后更换尿布，只需用湿纸巾擦拭干净，垫上干净的尿不湿，使尿不湿前方上缘低于脐部，打开粘扣及时将尿不湿前后两片粘牢，为新生儿穿好衣裤。

● 如何为新生儿进行臀部护理？

（1）尿布松紧适中，及时更换尿布。

（2）大便后用温水清洗臀部，揩干后涂上护臀霜或鞣酸软膏，预防红臀、皮疹或溃疡。如果新生儿发生红臀或皮疹，应查找原因。若是因尿布质量差、透气差而致新生儿皮肤过敏，应及时更换尿布品牌；发生皮肤糜烂时应及时就医。

● 如何为新生儿穿衣服？

1. 新生儿衣物的选择

衣物质地应是棉质的，款式应宽松、柔软。

2. 为新生儿穿衣的方法

（1）洗澡后穿衣服：将新生儿轻放在床上，松开裹在新生儿身上的浴巾，暴露双上肢，以轻快的动作穿好新生儿近侧上肢的衣服。然后左手将衣服从新生儿背部递过，为新生儿穿好对侧上肢，系上带子。

（2）日常换衣：准备好清洁衣物，将新生儿轻放在床上，松开衣带，先脱去近侧上肢衣服，然后左手将衣服从新生儿背部递过，快速脱去对侧上肢衣服；以洗澡后穿衣服的方法为新生儿穿衣。

● 如何进行新生儿脐部护理？

新生儿出生后脐带很快就被结扎，脐带残端需用无菌纱布包扎 24 小时，在此期间应避免打湿、弄脏包裹的无菌纱布，还要注意观察有无出血。出生 24 小时后，取下纱布，给予暴露，但要保持脐部干燥。一般新生儿脐带残端在出生后半个月内自行干瘪、脱落。

1. 脐带残端未脱前的护理

（1）观察脐带有无渗血或出血：新生儿出生后 2 小时～6 小时易发生脐带渗血或出血，与脐带结扎不紧、宝宝啼哭、排便时腹压增加、母亲患有造血系统疾病等有关。

（2）洗澡时的护理：出生 24 小时后，给新生儿洗澡时脐部可以接触水，但要避免触碰脐部，以免引起新生儿的不适。

（3）洗澡后的护理：先将脐部水分擦干净，尤其要蘸干净脐窝的水分，然后用棉签蘸碘附或者聚维酮碘溶液（艾利克）由脐带残端向脐轮依次由内向外顺时针方向螺旋形擦拭消毒（尤其要注意脐窝的消毒）两遍，然后兜上尿不湿并穿好衣服。

2. 脐带残端脱落后的处理

（1）洗澡时处理：脐带脱落后，如果脐部仍有少量出血或有分泌样物，但脐周皮肤无红肿现象，属于正常现象。洗澡时应注意避免接触水，保持其干燥。如果愈合良好并且干燥，则可淋水。

（2）洗澡后护理：先将脐部水分擦干，尤其要擦干净脐窝的水分，用碘附或者艾利克常规消毒（方法同上）两遍。切不可用草木灰、紫草油等东西涂在脐部，以免引起脐炎，甚至继发脓毒症。

（3）若脐带残端脱落处出现不明原因的大量出血，应用无菌纱布加压包扎后及时送新生儿就医。

3. 脐带护理过程中的注意事项

（1）新生儿兜的尿不湿，大小要适当，避免活动时尿不湿上缘摩擦到脐带。

（2）禁用油类涂抹脐带根部；消毒脐带时，棉签蘸取消毒液不宜过多，以免脐带不易干燥。

（3）如果发现脐部周围皮肤有红肿或分泌物有臭味时，立即送新生儿到医院就诊。

● 为什么要与新生儿进行情感交流？

宝宝天生就具有很多能力，如视觉、听觉、触觉、味觉、嗅觉、运动和模仿等，这使宝宝生后具有与父母交流的可能。尽管他暂时不会说话，可千万不要以为"宝宝什么都不懂、什么都不会"，而忽视与初生宝宝的交流。如果爸爸妈妈能坚持每天与宝宝交流，对宝宝日后的语言和人际交往能力的发展都具有非常重要的作用。因此，新生儿除睡眠时间外，均可以与其进行交流，以满足新生儿的心理需求。

● 如何与新生儿进行情感交流？

（1）肢体语言：可通过拥抱、抚摸、亲吻新生儿的某个部位来传递爸爸妈妈的爱。每次给宝宝喂奶、洗脸、换尿布、洗澡时，爸爸妈妈都要不失时机地与宝宝交流。如喂奶时妈妈轻轻抚摸或拉住宝宝的小手，传递爱意的同时还能让宝宝感受到皮肤的触觉，不但有利于锻炼宝宝的抓握反射，还能提高宝宝的灵敏度。这对宝宝今后的经验积累、心理发展以及形成良好的人际关系都是十分有益的。

（2）目光对视：在宝宝情绪好时，母子面对面，相距约20厘米，孩子会紧盯着你的眼睛和脸。当你们的目光碰在一起时，与孩子对视并进行无声的语言交流；也可在喂奶、洗脸、换尿布、洗澡、抚触等时，通过目光对视，以微笑的面孔向宝宝传递爱意，同时可做出多种面部表情如张嘴、伸舌、龇牙、鼓腮、微笑等。

（3）语言交流：如果新生儿在胎儿期就通过胎教获得了母亲声波的刺激，他会对母亲的声音很敏感，此时妈妈可以用温柔的语言和宝宝在注视中亲切地交流。你可以对宝宝这样说："宝宝看到妈妈了吗？""宝宝喜欢妈妈吗？""宝宝笑一笑"、"宝宝真乖"……妈妈一边说话，一边变换自己的面部表情；同时可移动头部，让宝宝的头和眼球随你而转动。这样宝宝不但会凝视着你，听妈妈喃喃说话，而且能够锻炼宝宝的听觉敏感性，有时宝宝还会张开小嘴回报妈妈一个微笑呢。无论给孩子做什么事，都要用柔和亲切的声音、富于变化的语调与宝宝讲些"悄悄话"。

● 母乳喂养的优点有哪些？

（1）母乳是婴儿最佳的营养食品。

（2）母乳是婴儿最容易消化吸收的食品。

（3）母乳中含有丰富的免疫球蛋白，可保护婴儿免于感染。

（4）通过母乳喂养可增进母子感情。

（5）哺乳可促进母亲子宫复旧，降低产后出血的发生率。

● 喂母乳前需做哪些准备工作？

（1）在喂母乳前，先给新生儿换清洁的尿布，避免在喂母乳时或喂母乳后给新生儿换尿布而引起新生儿吐奶。

（2）产妇洗净双手并用温水清洁双乳房。

（3）若乳房过胀应先挤出少许乳汁，待乳晕周围变软后再开始哺喂，这样便于新生儿正确衔接乳头。

● 喂母乳姿势有哪些？

喂母乳姿势有卧姿和坐姿两种，无论哪种姿势一定要使母婴均感到舒适、放松。

（1）坐姿：让产妇坐在靠背椅上，背部紧靠椅背，两腿自然下垂达到地面。哺乳侧脚可踩在小方凳上。哺乳侧怀抱新生儿的胳膊下垫一个专用喂奶枕或家用软枕，这种姿势可使产妇喂母乳方便而且感到舒适。

（2）卧姿：如产妇因伤口疼痛无法坐起喂母乳，可采取侧卧位姿势。产妇身体侧躺在床上，膝稍弯曲，背部垫一软枕，然后用下方的那只手搂住宝宝身体，使新生儿头枕在其胳膊上。

● 如何让新生儿正确含乳头？

母亲用前臂、手掌及手指搂住新生儿，使新生儿头部与身体保持一直线，新生儿身体转向并贴近母亲，面向乳房，鼻尖对准乳头，同时指导产妇另一只手成"C"字形托起乳房（把食指至小指4指并拢贴在乳房下胸壁上，用食指托起乳房的底部）。哺乳时母亲用乳头刺激新生儿嘴唇，待新生儿张大嘴时迅速将全部乳头及大部分乳晕送进新生儿口中。让新生儿正确含乳头可以大大降低母亲乳头皲裂的发生率。

● 什么是按需哺乳？

按需哺乳即没有时间与次数的限制。一般产后半小时开始哺乳，剖宫产母亲在术后有应答时开始哺乳。喂母乳次数越频繁，母亲泌乳越早。开始每次每侧吸吮3分钟～5分钟，以后逐渐延长，但不要超过20分钟。两侧乳房哺乳应按先后顺序交替进行。不应让新生儿口含乳头睡觉，以防乳头皲裂，甚至发生新生儿窒息。

● 如何判断新生儿吸到母乳？

新生儿的嘴张得很大，面颊部鼓起呈圆形，下唇外翻；慢而深地吸吮，有时有暂停；母亲可感觉到宝宝的舌头呈勺状环绕乳头；母亲及旁人能看见新生儿的吞咽动作或能听见新生儿吞咽的声音。

● 如何判断新生儿已吃饱？

喂母乳时可听到吞咽的声音，有时母亲有"下奶"的感觉；喂前乳房丰满，喂后乳房变软；新生儿主动吐出乳头，并且显得非常满足；新生儿吃后能安静入睡；24 小时内换尿布6 次以上，大便多次、量少或 1 次、量多，大便呈金黄色糊状；新生儿平均每天体重增加 18 克～30 克或每周增加 125 克～210 克。

● 喂母乳后如何防止新生儿吐奶？

喂母乳后将新生儿竖抱，轻轻拍其后背，使新生儿打嗝后等会儿再让其躺下；如果未能拍出嗝，则可多抱一段时间。放在床上时先让其右侧卧位，以避免吐奶后吸入呕吐物而窒息。指导产妇避免奶水太急，以免哺喂新生儿时发生呛奶。

● 如何正确挤奶？

将拇指与其余 4 指分别放于乳晕两侧，向胸壁方向挤压乳晕下的乳房组织，沿各个方向将乳窦中的乳汁挤出。

● 如何配制配方奶？

（1）清洁双手，取出已经消毒好的备用奶瓶。

（2）将适量的温开水（50 摄氏度～60 摄氏度）加入奶瓶中。

（3）参考奶粉包装上的用量说明，用奶粉专用的计量勺取适量奶粉倒入奶瓶中摇匀。

● 如何用奶瓶喂奶？

（1）将配好的奶滴到手腕内侧，感觉不烫或不太凉便可以喂新生儿。

（2）给新生儿喂奶，以坐姿为宜，肌肉放松，让新生儿的头枕在喂奶者的肘弯处，喂奶者将新生儿搂抱呈半坐姿势。

（3）喂奶时，先用奶嘴轻触新生儿嘴唇，刺激新生儿吸吮反射；然后将奶嘴小心放入新生儿口中，注意使奶瓶保持一定倾斜度，奶瓶里的奶始终充满奶嘴，防止新生儿吸入空气。

（4）指导产妇将小指轻轻地滑入新生儿嘴角，即可拔出奶嘴。

● 如何计算新生儿奶量？

（1）母乳喂养：按需哺乳。由于母乳难以计量，所以根据"如何判断新生儿吃饱"中的内容综合判断母乳量是否足够。

（2）人工喂养：一般足月新生儿出生第 1 天～第 3 天每次吃奶 30 毫升～60 毫升，1 周～2 周每次吃奶 60 毫升～90 毫升，3 周～4 周每次吃奶 100 毫升。以后再酌量增加，1 天总量按照 150 毫升/千克～200 毫升/千克计算，每 3 小时～4 小时喂奶 1 次，每天喂奶 6 次～8 次，每次吃奶量大致平均分配，但注意掌握总量。

● 人工喂养过程中应注意哪些问题？

（1）配方奶温度不宜过高，以免烫伤新生儿；奶的滴速不宜过快，以免新生儿来不及咽下而发生呛奶。

（2）严格消毒奶瓶、奶嘴等，避免喂奶用具消毒不彻底而造成新生儿口腔、胃肠感染。

（3）严格按照奶粉外包装上建议的比例用量冲调奶粉。

（4）两次喂奶中间，适当给新生儿补充水分（多选择白开水），水量以不超过奶量为宜。喂奶时，喂奶者尽可能多地与新生儿目光交流、说说话、抚摸新生儿的暴露部位，以培养感情。若喂配方奶时间长，奶水渐凉，中途应加温至所需温度，再继续喂养。

（5）奶粉最好现配现用，以免造成新生儿胃肠感染。配好的奶若一次未喝完，应及时放入冰箱保藏，但时间不应超过 4 小时。

● 新生儿红斑是怎么回事？

新生儿出生后，在其头部、面部、躯干及四肢处可见大小不等、边缘不清的多形红斑。红斑属正常生理现象，一般不需特殊处理，1 天～2 天自行消退。

● 新生儿脱皮是怎么回事？

新生儿出生后，其手腕、脚踝及脚底部皮肤粗糙而干燥，并发生脱皮现象。此时，不能用手用力搓皮屑，应让其自然脱落；也不能过多使用婴儿肥皂及其他清洁品；给宝宝洗澡的水温也不要太高；必要时在医生指导下使用温和的保湿品。

● 新生儿的大便有什么特点？

（1）正常情况下，新生儿出生后 24 小时内排出棕褐色或者墨绿色黏稠的大便，医学上称为"胎便"。胎便中含有胎儿时期的肠黏液腺分泌物、脱落的上皮细胞、毳毛、皮脂、胆色素等，这种肠腔中的混合液并非是肠道出血，完全不必担心。胎便会在 3 天内排尽。如果新生儿出生 24 小时后尚无大便排出，应该请医生检查是否患有先天性消化道畸形。

（2）母乳喂养的新生儿，大便呈黄色或金黄色，稠度均匀如膏状或糊状，偶尔稀薄而微呈绿色，有酸味但不臭，每天 6 次或 7 次；人工喂养的新生儿，大便呈浅棕色固体状，会有臭味，次数多少不一，一般每天 1 次～4 次。

● 哪些情况下新生儿的大便是不正常的？

（1）新生儿的大便呈黄色，且粪与水分开，大便次数增多，说明新生儿消化不良，提示乳汁中含糖分太多。因为糖分过度发酵使新生儿出现肠胀气、大便多泡沫、酸味重。

（2）新生儿的大便有硬结块，常见于人工喂养者，可于两次喂奶间加喂一次水。

（3）当喂奶不足时，大便呈绿色，量少且次数多。新生儿常因饥饿而多哭闹。

（4）肠道感染时，大便呈水样的黏液便，呈脓性、腥臭。应及时送孩子就医。

● 如何观察新生儿的小便？

新生儿可在分娩过程中或出生后立即排小便，尿液色黄透明，开始量较少，1 周后排尿次数增多。如果新生儿出生后 24 小时尚无小便排出，应该请医生检查是否患有先天性泌尿道畸形。新生儿第 1 天的尿量很少，为 10 毫升～30 毫

新生儿的护理

升；随着进食的增多，尿量会逐渐增加，每天可达 15 次以上，日总量可达 100 毫升～300 毫升；满月前后每天尿量可达 250 毫升～450 毫升。

● 如何区别新生儿的哭声？

新生儿出生后即对外界环境的改变产生本能的反应而啼哭。随着大脑皮质和感觉器官的发育，啼哭是新生儿在生理、心理需求上的唯一表达方式。因此，通过分析新生儿的不同哭声可以判断他的需求，及时满足新生儿的需要。

（1）饥饿时的哭声：声音洪亮、面色红润，且伴有觅食动作。应及时给新生儿喂奶。

（2）排便后或太热时的哭声：新生儿先是不安地躁动，然后哼哼唧唧，若无人理睬，会提高哭声。

（3）呛奶或可能有颅脑损伤时哭声：呈尖声哭叫并伴有烦躁，应引起高度重视，及时送新生儿就医。

（4）可能有心肺功能异常的哭声：若哭声低弱伴呻吟且面色青灰、呼吸急促、精神委靡，应及时送新生儿就医。

（5）腹痛或腹胀的哭声：若哭声断断续续、时高时低，当右手触摸孩子的腹部，有胀感时，可把孩子抱起来轻轻地拍背。有时可让他趴着睡，这对减轻腹痛很有好处。如果经以上处理孩子啼哭未见减轻和改善，应及时送新生儿就诊。

● 如何鉴别生理性黄疸与病理性黄疸？

鉴别新生儿生理性黄疸与病理性黄疸的方法见下表。

观察要点	生理性黄疸	病理性黄疸
黄疸出现时间	生后 2 天~3 天	多在生后 24 小时内
黄疸高峰时间	生后 7 天达到高峰	进展快，生后 2 天 ~3 天达到高峰
黄疸持续时间	足月儿 10 天~14 天，早产儿 2 周~3 周	超过生理性黄疸时 间或减退后再现
新生儿一般情况	一般情况良好	出现相应临床表现 （根据不同病因可 出现不同表现）
黄疸程度*	足月儿胆红素浓度<256.5 微 摩尔/升，早产儿胆红素浓度 <222.3 微摩尔/升	超过正常值

* 该项目需要由临床医务人员提供数据。

● 哪些原因可引起病理性黄疸？

（1）新生儿肝炎：一般生后 1 周~3 周或更晚出现黄疸。通常不发热，部分患儿可出现厌食、呕吐等。

（2）新生儿脓毒症：一般有发热表现。

（3）新生儿溶血病：Rh 血型不合的患儿在出生后 24 小时内出现黄疸，ABO 溶血一般在出生后 2 天~3 天出现黄疸且迅速加重。

（4）胆管闭锁：黄疸进行性加深，常呈黄绿色。出生时胎粪可正常，粪色由浅黄变白，尿色逐渐加深。

（5）母乳性黄疸：多于生后 2 天~7 天出现黄疸，2 周~3 周达到高峰。胆红素在停止哺乳 24 小时~72 小时即下降，3 天仍不明显下降者可排除母乳性黄疸。

● 什么是新生儿抚触？

新生儿抚触是抚触者通过双手对新生儿全身各部位进行

有次序的、有手法技巧的抚摸和按触，让大量的温和、良好刺激通过皮肤的感受器传到中枢神经系统，从而达到强身健体的目的。

● 新生儿抚触前的准备工作有哪些？

（1）室内温度最好达 28 摄氏度以上，周围环境整洁、安静。

（2）抚触者双手清洁、温暖、光滑，剪短指甲，摘下戒指等首饰，以免划伤宝宝的皮肤。

（3）可播放一些轻柔、愉快的音乐。

● 新生儿抚触的方法有哪些？

（1）头部：用两手拇指从前额中央向两侧滑动；用两手拇指从下颏中央向外侧、向上方滑动；两手掌面从前额发际向上、向后滑动，至后下发际，并停止于两耳后乳突处，轻轻按压。

（2）胸部：两手分别从胸部的外下侧向对侧的外上侧滑动。

（3）腹部：两手分别从腹部的右下侧经中上腹滑向左上腹；右手指腹自右上腹向右下腹，右手指腹自右上腹经左上腹滑向左下腹，右手指腹自右下腹经右上腹、左上腹滑向左下腹。

（4）四肢：双手抓住宝宝的上肢近端，边挤边滑向远端，并搓揉大肌肉群及关节；下肢与上肢相同。

（5）手和脚：两手拇指指腹从宝宝的手掌末端依次推向指端，并提捏各个手指关节。脚与手相同。

（6）背部：让宝宝呈俯卧位，两手掌分别于脊柱两侧由中央向两侧滑动。

● 新生儿抚触的注意事项有哪些？

（1）出生 24 小时后的宝宝可开始进行抚触，建议一般在洗完澡后、午睡或晚上睡觉前、两次哺乳间，宝宝不饥饿、不烦躁时进行。

（2）给新生宝宝抚触时室内温度最好达 28 摄氏度。假如环境温度不能达到上述要求，可以在半裸状态下，有步骤地分部位脱衣，从头到脚进行抚触。

（3）抚触从头面、胸部、腹部、四肢到手、脚、背部，有次序地进行。每次时间从 5 分钟开始，以后逐渐延长到 10 分钟～15 分钟，每天 1 次或 2 次。手法要从轻开始，慢慢增加力度，千万不要让宝宝感到不舒服。

（4）抚触时应注意宝宝的健康状况、行为反应等。无论抚触进行到哪个阶段，如果宝宝出现哭闹、肌张力增高、肤色异常或呕吐等现象，都应立即停止抚触。

（5）抚触期间要与宝宝进行交流，可以一边抚触一边轻轻地和宝宝说话。

● 什么是新生儿水疗？

新生儿水疗是指在特定水质（仿羊水）、水温和专业医疗设备及医护人员的指导下，让宝宝在仿羊水中自主地安全运动。它能促进宝宝智力和情商的发育，并提高宝宝身高与体重的发育。

● 水疗有哪些好处？

（1）神经系统：水疗能够促进宝宝大脑神经发育，提高大脑对外界环境的反应能力、应激能力和智力发育，为提高宝宝智商、情商打下良好的基础。

（2）消化系统：在水中，宝宝的腹肌收缩频繁，加之水中活动比陆地活动消耗的能量多，因此增强了宝宝的胃肠消化能力，增进了食欲。另外，水疗有利于新生宝宝胎便的排出，对控制生理性黄疸的发生有一定作用。

（3）运动系统：水疗使宝宝的肌肉得到了活动，加速了血液循环，促进肌肉和骨骼生长和发育。并且，晃动的水可以促进宝宝身体灵活性和协调性发展，增强身体的平衡感。

（4）呼吸系统：水疗可使宝宝的呼吸肌得到锻炼，使肺活量增加，同时还对胸廓的发育起到良好的作用。

（5）心血管系统：在水中，宝宝的运动是主动的，可使宝宝心率加快、心肌收缩有力；同时加大了血液对脉管的冲击，从而扩张微循环，使毛细血管扩张，各器官的血液灌注量增加，从而加速机体各器官的生长发育。

● 新生儿水疗前有哪些准备工作？

（1）预备室温达 28 摄氏度。

（2）加入温水，加溶质，使水质接近母体子宫的羊水，测量水温在 38 摄氏度左右。

（3）下水前贴好脐带防水贴，如果宝宝脐带已脱落则不需贴防水贴。

（4）测量颈围，选择适当的泳圈，并检查有无破损，充气约 90%。从前往后将泳圈套入宝宝颈部，扣好双重保险粘贴。检查宝宝双下颌角是否紧贴内圈，下巴置于槽内，然后缓慢将宝宝放入水中。

● 新生儿水疗的注意事项有哪些？

（1）协助宝宝进行肢体伸展活动，并给予轻柔抚触。

（2）水疗时间控制在 10 分钟/次～20 分钟/次。

（3）宝宝头部要始终保持在水面之上。

（4）水疗结束后应双手抱住宝宝躯干离开水池，在工作台上取下泳圈，擦干身体，注意保暖。给宝宝取下防水护脐贴，用消毒液消毒脐部 2 次。

（5）水疗期间需一对一专人全程看护。

（6）新生宝宝水疗不同于一般意义的游泳，要避免在家里的浴缸中进行。应该去专门设计的游泳池，在专业医护人员的全程密切指导下进行。如果自行在家中为宝宝进行水疗，一旦发生新生儿溺水或出现异常情况，由于缺乏抢救条件可造成严重后果。

● 新生儿睡眠的安全注意事项有哪些？

（1）宝宝睡觉时大人不能长时间离开，即使宝宝睡得很熟，也要时不时地过去看看他是不是一切正常。

（2）同屋分床睡：宝宝半岁以内，最好让其和家长睡在一个房间里，但不能同睡一张床。因为如果大人睡得过熟压住宝宝，或大人的被子不小心堵住宝宝口鼻，会引起宝宝窒息。月龄大一点的宝宝呼吸困难时能下意识地反抗，但一两个月的小宝宝是没有这种能力的。

（3）婴儿床的安全指标：婴儿床的栏杆要高于 60 厘米，以防宝宝摔下来。栏杆的空隙应该为 2.5 厘米～6 厘米，空隙过大宝宝的小脚容易滑出来。

（4）床上用品：床垫不要太软，最好使用棉质毯子和被

新生儿的护理

137

子，不要使用羽绒被，也不要用太软太大的枕头。不要在床上，尤其是宝宝的头部周围堆衣物和玩具，以免堵住宝宝口鼻，引起窒息。

（5）在床头放缓冲垫：这样既可以保护宝宝的头部，又可以挡风。注意不要用枕头、毛毯等代替专用的床围，如果这些东西放不稳，会倒下来压住宝宝。

（6）卧位：宝宝吃奶后先采取侧卧位比较安全，如果宝宝经常吐奶，侧卧可避免吐出的奶堵住口鼻引起窒息，或经咽喉进入呼吸道引起吸入性肺炎。

● 喂奶的安全注意事项有哪些？

（1）人工喂养时不要用微波炉热奶。给宝宝热奶，最好是用热水浸泡或者用专门的暖奶器进行加热，尽量不用微波炉加热。因为微波是通过使食物分子激化而产热的，瓶子并不烫，不好把握奶温。而且微波炉加热不均匀，很可能瓶口部分的温度与瓶子中央的温度不同。食管黏膜比皮肤更柔嫩，45 摄氏度左右就足以引起烫伤。

（2）躺着喂母乳的安全问题。照顾小宝宝是一件很累人的事情，加上新妈妈的体力还没有完全恢复，很容易疲劳。如果躺着喂母乳，不小心睡着了，乳房有可能压迫宝宝的口、鼻，引起窒息。

（3）喂宝宝后要拍嗝。宝宝吃饭后，先别忙着让他躺下。拍嗝能让他排出胃里的空气，以防吐奶。

● 洗澡的安全注意事项有哪些？

（1）防烫伤：宝宝的洗澡水温度在 38 摄氏度～40 摄氏度比较适宜。可将热水器设在恒定的温度，或准备一个宝宝专用的水温计。而且，每次洗澡前都别忘记用手腕试一下水温。

（2）防溺水：给宝宝洗澡时，绝不能让他一个人留在澡盆里。不管有多紧急的事，也要等家里其他人来了之后再走开；或者把宝宝擦干净、包好，抱着他出来。

（3）谨慎使用爽身粉：使用爽身粉时一定要远离宝宝面部摇动，在脖子、额头等离宝宝面部较近的地方使用时，注意挡住宝宝的眼睛和口、鼻，以防宝宝吸入爽身粉的粉末而呛咳，或者被粉末迷住眼睛。

● 新生儿呛奶时如何急救？

宝宝吃奶后，时常从嘴角流出少量奶水，叫做"溢奶"，是由于喂奶太多或哺乳后未能很好地打嗝排气而发生的一种生理现象，一般不需特殊处理。但如果突然从宝宝的口、鼻喷出大量奶汁，宝宝的面色甚至全身皮肤突然变成紫色，说明宝宝发生了"呛奶"，呼吸道被堵塞。此时应争分夺秒地进行急救。立即将宝宝右侧卧并拍背，或将宝宝俯卧于大人膝上，用力拍背四五次使奶汁流出，若宝宝哭出声来并面色转为红润则表示应无大碍。如果仍无效，马上刺激宝宝脚底，使其因疼痛而哭。若呛奶严重，经急救后情况仍不好转，应立即拨打120急救电话。

● 新生儿体温异常时怎么办？

小宝宝的体温一般要比成人稍高，当体温在38摄氏度以上才称为"发热"（俗称"发烧"）。不需要每天给小宝宝测体温。如果感到小宝宝体温有异常，同时伴有不吃奶、精神差、面色灰暗等，则可能是患病了，需要送宝宝到医院就诊。

● 发生脐疝时怎么办？

脐疝是脐窝处圆形或卵圆形的局部性隆起，在宝宝哭闹或咳嗽时更加明显。脐疝一般不需治疗，绝大多数宝宝可随着年龄的增长和两侧腹直肌的发育，在 2 岁内自然好转。如果脐疝较大，可在医生指导下给予治疗，同时应尽量避免孩子哭闹致腹内压力增高。

● 如何观察新生儿的双眼？

刚出生的孩子，双眼几乎一直紧紧闭合着，每天睁开眼睛只有一会儿。但是，当小宝宝醒来的时候，把他（她）抱到黑暗处，有时也会睁开双眼。有时，从新生儿眼白部分可看到红色出血斑块，那是因为在出生过程中有少量的出血，不属于异常情况，3 个月～6 个月会自愈，也不会影响其眼睛和视力。异常的眼睛是眼神常常停留在一处或上方，或眼球落下后便不动了。小宝宝的眼睛因患结膜炎或眼睑炎有时会有眼垢，千万不可随便用眼药，而应送宝宝到眼科门诊就诊。

● 什么是"先锋头"？

"先锋头"是胎儿在娩出过程中，头皮血液循环受压而引起的皮下水肿，临床上称为"产瘤"。"先锋头"多发生于头先露部位，出生时即可见到，压之凹陷，一般于出生后 2 天～3 天可自然消退。"先锋头"对新生儿健康无影响，不需要处理。

● 什么是头颅血肿？

少数新生儿出生以后，其一侧头顶或双侧头顶凸起一个从枣子到苹果大小不等的小包，摸上去有波动感。这是由于胎儿在娩出产道过程中，颅骨骨膜下血管破裂出血所致。血肿常需数周至数月才能吸收。有头颅血肿的新生儿出生 3 天内不能洗头，以后可以洗头，但勿用手揉搓，更不能用空针穿刺抽血，以免引起细菌侵袭，形成脓肿。小血肿不需治疗，但如果血肿突然增大，或头部出现红肿，伴发热，应立即请医生诊治。

● 新生儿湿疹是怎么回事？

湿疹是新生儿常见的皮肤异常情况，孩子出生后 2 周开始，面部、眉上、眉下及发际处出现红点，有的还可在四肢及躯干上出现。由于皮疹处发痒，孩子有时会哭闹。湿疹发生的原因主要是孩子消化功能不成熟，不能够完全消化所食奶中的蛋白质，而导致轻微的变态反应（过敏反应）。湿疹又叫"奶癣"，最多见于吃奶的宝宝，人工喂养的宝宝较母乳喂养宝宝病情重。一般情况下湿疹无须治疗，随着宝宝逐渐添加辅食会自然好转；但严重的湿疹，或继发细菌感染时应送宝宝到医院就诊。

● 新生儿发生尿布疹或红臀怎么办？

尿布疹也称红臀，指孩子在垫尿布的部位出现皮肤发红、轻度水肿，甚至皮肤糜烂。多由大小便刺激皮肤后引起，也有可能是洗尿布时肥皂水未完全冲洗干净，刺激皮肤后引起的。孩子每次大便后洗净臀部，及时更换尿布，必要时可选用吸水性好的尿不湿。一旦发生尿布疹，应及时送宝宝到医院进行治疗，否则由于新生儿皮肤娇嫩，皮肤屏障功能差，细菌可以很容易通过皮肤进入血液，引起严重后果。

● 新生儿为什么会打喷嚏？

新生儿偶尔打喷嚏并不是感冒了，而是因为新生儿鼻腔血液循环丰富，鼻腔小且短，若有外界的微小物质如棉絮、绒毛或尘埃进入等便会刺激鼻黏膜引起打喷嚏。这也可以说是宝宝代替用手自行清理鼻腔的一种方式。另外，突然遇到冷空气时宝宝也会打喷嚏。除非宝宝已经流清鼻涕了，否则对于宝宝打喷嚏可以不用担心，也不用让宝宝服用感冒药。

● 新生儿惊跳是怎么回事？

新生儿常在入睡之后局部的肌肉会有抽动现象，尤其手指或脚趾会轻轻地颤动；或是受到轻微的刺激如强光、声音或震动等，会双手向上张开，很快又收回，有时还会伴随啼哭的"惊跳"反应。这是由于新生儿神经系统发育不成熟所致。此时，只要用手轻轻按住宝宝身体的任何一个部位，就可以使他安静下来。但是，如果宝宝出现了两眼凝视、震颤，或不断眨眼，口部反复地做咀嚼、吸吮动作，呼吸不均匀，皮肤青紫，面部肌肉抽动等时，应及时送宝宝就诊。

● 如何帮助新生儿练习抬头？

（1）竖抱抬头：喂奶后，竖抱宝宝使其头部靠在父母肩上，轻拍几下背部，使其打个嗝以防吐奶；然后不要扶住头部，让其头部自然立直片刻，每天4次或5次，以促进颈部肌肉张力的发展。

（2）俯腹抬头：宝宝空腹时，将他放在大人胸腹前，使宝宝自然地俯卧在大人的腹部，用双手按摩宝宝背部，逗引宝宝抬头。

（3）俯卧抬头：两次喂奶中间让宝宝俯卧，抚摸宝宝背部，或用能发出声音的玩具逗引宝宝抬头并向左、右侧转动。

● 如何训练新生儿的小手？

（1）手的运动：将宝宝平放在床上，让其自由挥动拳头、玩手、吸吮手。

（2）抓握训练：用手指接触宝宝的手掌时，他的小手能握住你的手指不放；轻轻抚摩宝宝的双手，按摩手指，也能训练其抓握反射。

● 如何训练新生儿的视听功能？

（1）视力集中：在宝宝小床的上方，挂一些彩色的花环、气球等，触动这些玩具，能引起宝宝的兴趣，使他的视力集中到这些玩具上，每次几分钟，每天数次。也可在床栏的右侧挂上家长自画的黑白脸形，大小与人脸相仿，先画似母亲的脸形，让婴儿在觉醒时观看，当婴儿看熟了一幅图后，再换另一幅图。

（2）视听定向：在距宝宝眼睛 20 厘米～25 厘米处，将彩色带响声的玩具边摇边缓慢移动，使宝宝的视线随玩具移动；与宝宝面对面，待他看清你的脸后，边呼喊宝宝名字，边移动脸，宝宝会随着你的脸和声音移动，以此可以促进宝宝视听识别和记忆健康发展。

● 带新生儿外出有哪些注意事项？

大部分有了宝宝的父母都不喜欢外出，因为对他们来讲，带着孩子外出似乎是一件麻烦事。并且，由于我国有

"坐月子"的习俗，所以新生宝宝（出生1个月内）时很可能不会外出。但是，在一些特殊的情况下，我们不得不带新生宝宝外出，如去医院或是家人有必须要出门的活动等。其实，只要做好以下安排，带新生宝宝外出也是很方便的。

（1）安排好行程。与医生联系，让医生了解整个行程计划，并请医生提出建议。注意安排好交通工具，最好是有专人专车接送，这样可以避免让产妇和新生宝宝感到疲劳或接触更多的人。打听好所到目的地的交通、医疗等情况，确保在发生紧急意外情况时，能获得妥善的医疗服务。

（2）准备好携带的物品。应准备好必备的宝宝用品和妈妈用品，当然越全面越好，不要怕琐碎，以免用时没有东西可用，会给产妇和宝宝带来很多麻烦。外出对孩子大小便的处理尤其要事先考虑，多准备些干、湿纸巾，垃圾袋，尿不湿，替换衣裤等。

（3）尽量少接触人。新生宝宝免疫力弱，所以出门时，一定要避免接触过多的人，更不要前往传染病流行地区，以防对产妇和新生宝宝造成危害。外出时多安排休息时间，产妇和新生宝宝都比较脆弱、易疲倦，行程安排不要紧凑，应有充分的休息时间。

（4）注意饮食卫生。一般来说，产妇应吃容易消化、比较清淡的饭菜，不要饮酒和吃辛辣食品，荤素搭配，稀干兼有，少食多餐，并根据具体情况随时调节比例。如果新生宝宝是人工喂养的，则应该严格按人工喂养的方法进行，不能因为外出，就让宝宝饥一顿、饱一顿，要知道，无规律的饮食对宝宝的危害是很大的。

（罗万英 任建华）